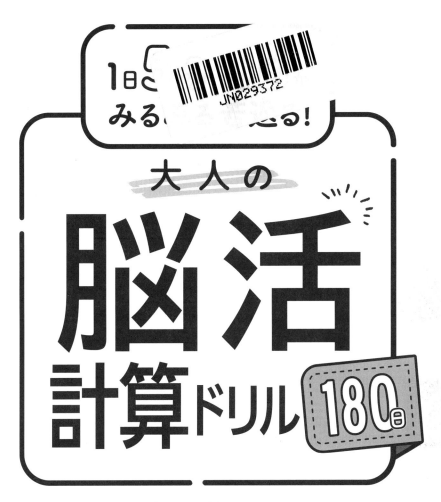

1日○○
みる○○○○○る！

大人の

脳活
計算ドリル 180日

篠原 菊紀 監修

西東社

効果的なトレーニングで、あなたの脳はいきいきと働く

一度は覚えた情報を、うっかり思い出せなくなる「もの忘れ」は、誰にでもありますね。「記憶力」は、年齢とともに衰えるのだから、仕方ないとあきらめていませんか? その必要はありません。

脳は歳をとるごとに、どんどん衰えていくと一般的には考えられていますが、実は違います。確かに、「何もしなければ」脳の働きは落ちていきます。

加齢とともに衰え始めた身体でも、スポーツやトレーニングに取り組めば、能力が高まり、体力全般が向上します。これと同じことが脳でもいえるのです。学習意欲がある今、認知力向上に効果的なトレーニングを始めましょう。

本書は、計算の演習問題や、計算を使うパズルでの学習を積み重ねることで、情報の整理、記憶、有効利用の脳力を高めます。
180日続けられたら、あなたの脳はもっといきいきと働くことができるようになっているはずです!

やってみましょう

ステップ1

3つの単語を覚えてください。
「スプーン」「バナナ」「トラック」

ステップ2

10に7を「足し算」して
答えを声に出していうことを、
5回繰り返してください。

ステップ3

「サクラさく」という言葉を、
目を閉じて思い浮かべ、
逆からいってください。

これは記憶や情報を一時的に保持し、
処理する能力が使えるのかを調べる、
簡易的なテストです。
では、ここからが問題です。
答えてください。

「最初に覚えた3つの単語は、何ですか?」

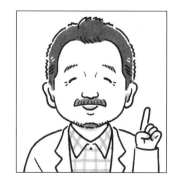

脳科学者　**篠原菊紀**（しのはらきくのり）

公立諏訪東京理科大学工学部情報応用工学科教授
医療介護・健康工学研究部門長

専門は脳科学、応用健康科学。遊ぶ、運動する、学習するといった日常の場面における脳活動を調べている。ドーパミン神経系の特徴を利用し遊技機のもたらす快感を量的に計測したり、ギャンブル障害・ゲーム障害の実態調査や予防・ケア、脳トレーニング、AI（人工知能）研究など、ヒトの脳のメカニズムを探求する。

計算脳トレで作業能力を高め、デキる脳にする

ワーキングメモリを高めて、ミスのない手順で作業を完遂する

短期記憶と長期記憶という言葉を聞いたことがありますか？

これらは、私たち人間の記憶の種類を表しています。1時間前に会った人の名前は忘れているにも関わらず、何年も前の出来事については覚えていたりしますね。これは、短期記憶が働かず、長期記憶は健全だという状況の一例です。

短期記憶というのはいわゆる短期的に使うメモのようなもの。さらに、このメモした記憶を保持しながらそれらを使って、脳が何かしらの情報処理（＝作業）をする能力を「ワーキングメモリ」といいます。文字どおり作業（ワーキング）のための記憶（メモリ）。ここでの「記憶」は「処理能力」と考える方が理解しやすいでしょう。

例を挙げてみましょう。

●短期記憶→「5.1.8.3.2.9.という数列を覚える」

●ワーキングメモリ→「覚えた数列を前から順番に足していく」「覚えた数列を一つ飛ばしでいってみる」といった、作業をやり切る能力。

ワーキングメモリとして記憶し、すぐに使える情報は、数個までしか暗記することができず、その記憶は、長くても数分しか持たないといわれています。

計算問題を見て、数字や＋－×÷ を覚える。作業の条件やパズルのルールを覚える。覚えた情報を使って、答えを導き出す。この反復で、あなたの作業能力を高め、仕事のデキる脳にすることが、本書の計算トレーニングの効果です。

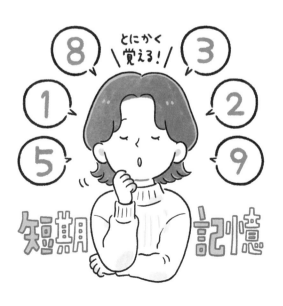

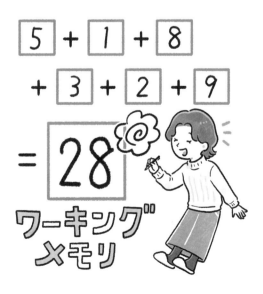

チャレンジは心だけでなく脳にも良い効果がある

喜びや達成感を味わえる問題で、脳を楽しく刺激しましょう

脳は筋肉と同じように、トレーニングで鍛えられるのでしょうか？

結果からいうと、年齢に関係なく、使えば使うほど鍛えられます。ある研究で2千人の高齢者を対象に脳トレを行いました。5〜6週間に1回60分、これを1年間続けただけで、5年たった後も、その差は持続していました。筋肉を強く豊かにするには、努力・継続を要して、変化が見て取れるまでの時間も長くかかりますね。それに比べて、わずかなトレーニングでも急速に変わる、しかもその変化が持続するのが脳なのです。脳トレによって、

自分の記憶の中から「知識」を引き出してくることが、徐々にできるようになり、「もの忘れ」が減った。物事の解決法やアイデアをきちんと考えるようになった。これらはすべて、脳トレによる良い変化で、鍛えた効果だといえます。

だけど、いくら脳トレだといっても、単純な作業や繰り返しで慣れきってしまった状況は、もはや脳を鍛えません。楽しくて、解いたときの喜びや達成感を味わえる問題にチャレンジすると、神経細胞を増加させます。本書には、そんな問題が勢ぞろいしています。

脳ってどんな構造になっている？

脳は「大脳」「小脳」「脳幹」の3つに大きく分かれていて、全体の重さの約80％を占めているのが大脳です。

大脳は、次の領域に分かれています。

● 前頭葉

● 頭頂葉

● 側頭葉

● 後頭葉

「前頭葉」の大部分を占めるのが「前頭前野」です。

人間の「前頭前野」は大脳の中の約30％を占めていて、他の動物と比べる（動物の中で最も大きいチンパンジーなどでも7〜10％くらい）と大きく発達しています。

「前頭前野」は、「考える」「記憶する」「アイデアを出す」「感情をコントロールする」「判断す

る」「応用する」など、人間にとって重要な働きを担っています。

本書では、「前頭葉」を主として、脳の4つ領域をバランス良く刺激するように、計算だけでなく文章問題、イラストでの視覚問題、ひらめき体験のパズルの傑作をそろえています。

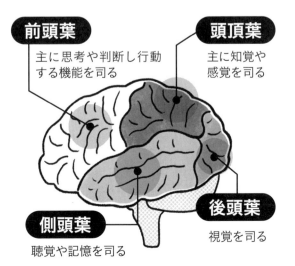

前頭葉 主に思考や判断し行動する機能を司る

頭頂葉 主に知覚や感覚を司る

側頭葉 聴覚や記憶を司る

後頭葉 視覚を司る

全身の健康管理が同時に脳の若さも保つ

脳の老化を防ぎたいなら、全身の健康を意識する

2019年に世界保健機関（WHO）は「認知機能低下および認知症のリスク低減のためのガイドライン」を公表しています。

これによると、認知症の発症や進行を遅らせることは可能といわれていて、下記の項目を、予防として「強く推奨するもの」として挙げています。

「6＝認知的なトレーニング」というのが、本書の「脳トレ」にあたります。

脳トレのドリル、パズルに取り組むことはもちろん、人と話すコミュニケーションも良いトレーニングになります。

「強く推奨するもの」では、体の健康を維持するための行動は、そのまま認知症予防にもつながることがわかります。

脳も体の一部ですから、脳のアンチエイジングを望むなら、全身の健康を意識する必要があります。

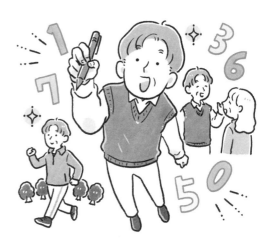

認知症予防
1
運動の習慣化

認知症予防
2
禁煙

認知症予防
3
アルコール摂取の抑制

認知症予防
4
健康的な食事

認知症予防
5
血圧コレステロール血糖値のコントロール

認知症予防
6
認知的なトレーニング

好きなこと、楽しいことを行うと脳内でうれしい変化がある

楽しいから続く、続けると効果がある「脳トレ」を

散歩やストレッチが、筋肉の若さを保つとわかっていても、毎日続けることは大変ですね。「脳トレ」も同じで、効果は確かにあるのだけど、続かないというのが問題です。最初は興味があっても、同じことを繰り返していたら飽きてしまいますね。だけど、楽しいことは長続きします。

そこで本書は、＋－×÷ の四則演算、そのヨコ式、筆算、虫食い算、さらに計算や数字の面白さを味わえる 15 種類のパズルで、脳のすべての領域を刺激する構成にしました。どれもルールは簡単、解き終えたときのうれしい驚きで飽きることはありません。

私たちの脳は好きなことや楽しいことをしていると「快感」に関係するドーパミンの分泌が盛んになり、さらなる意欲がわきます。またドーパミンには記憶を迅速に定着する、情報を効率よく処理する、新たな発想を促す、運動機能をなめらかにするといった効果もあります。

このようなことから毎日の「脳トレ」にチャレンジするということは、脳を若く保つために極めて重要な要素だといえます。

楽しいから続く、続けると効果がある。最後の問題まで、やり切ってください。

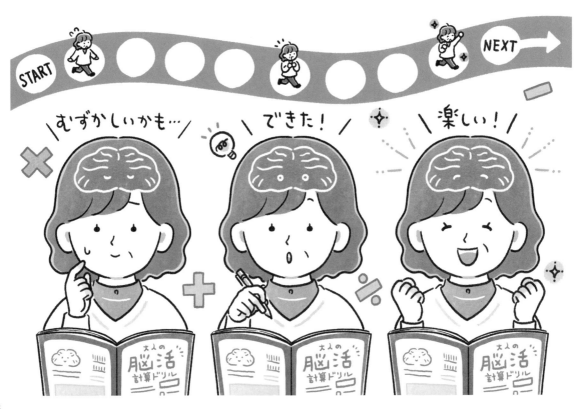

計算の中でも「暗算」が苦手と考えている人は、多いのではないでしょうか？

その理由は、やはり繰り上がりや繰り下がりの計算があるからでしょう。

そんな人は、次の「暗算の二大原則」を覚えてください。

Point 1 数を分解して簡単にする

Point 2 大きい桁から計算する

64＋29 で説明します。

足している二つの数の一の位の数が「4」と「9」であり、足すと「13」になります。このように足して二桁となる場合は、答えの十の位に「1」を足す必要があります。これが繰り上がりで、「暗算」が苦手な人の原因の一つとなっています。

繰り上がりや繰り下がりを暗算で頭の中だけで考えていると、頭が混乱してきますよね。

どうすればよいでしょうか？

まずは、「数を分解して簡単にする」から始めます。

64＋29

「64＋29」の「29」の部分を分解します。

64＋（20＋9）

と考えます。次に、「大きい桁から計算する」を使います。

（64＋20）＋9

カッコの位置が変わりました。「64」に桁が大きい「20」を先に足します。最後に、残っている「9」を「84」に足します。

（先64＋20＝84）＋9
⇒84＋9＝93

最後に繰り上がりがありますが、一桁の足し算なので、比較的簡単に暗算できるはずです。

①足す数を十の位と一の位へ分解する
②桁の大きい十の位から足される数に順番に足していく

暗算では、この方法を試してみてください。これは、三桁の足し算でも、同様の方法を使えば暗算が簡単になるはずです。

64＋29 は、別の考え方でも、簡単に解けてしまいます。

まず、「29」に注目してください。「29」は「30」に近いですよね。だったら、「29」を「30」に置き換えてしまいましょう。これは、「29」を「30－1」と分解する考え方です。

つまり、暗算すべき計算式は…。

$$64＋29=64＋(30-1)$$

先に大きい桁の足し算 64＋30=94 から計算します。繰り上がりもなく、足す数の一の位が「0」だから簡単です。

ここで「29」を「30」に変換していたことを思い出しましょう。「29」を「30」にして足し算していたということは、「1」だけ多く足してしまっているということです。

最後に答え「94」から「1」を引いてやれば、本当の答えになりますね。

$$94-1=93$$

次に、「54＋28」の場合は、「28」を「30」に置き換えて足すと簡単です。ですので、最後に引く数は「1」ではなく、「2」になります。

引き算も同じ考え方で簡単に

$$73-29$$

「数を分解して簡単にする」から始めます。「29」を「30－1」に分解。

$$73-(30-1)$$

そして、大きい桁から計算します。

$$(73-30)+1$$

ここで、「－1」が「＋1」になったことに注意しましょう。カッコから「1」を出したからですね。

まず、「73－30」を計算しますが、これは簡単に「43」と分かります。最後に「＋1」をして、答えは「44」です。

本来「29」を引くべきところを、それより「1」大きい「30」で引いてしまったので、答えに「1」だけ足して戻す＝「＋1」。

計算が簡単になりましたね。

掛け算にも考え方は使える

$$18×7$$

ここでも、「数を分解して簡単にする」から始めます。「18」を「10」と「8」に分解。

$$18×7 ⇒ (10+8)×7=(10×7)+(8×7)$$

大きい桁の「10」から計算して「10×7＝70」。小さい桁の計算は、「8×7＝56」。この二つを足すと、答えになります。

$$70+56=70+(50+6)=(70+50)+6=120+6=126$$

本書の使い方

1日5分1ページのペースで脳に良い効果

本書では、計算式の先頭から素直に数字と＋－×÷を追って答えを求める「基本計算問題」に加えて、計算式の途中で隠れている数字を、まわりの数字を手掛かりに判断して、□に書き込む「虫食い算」が掲載されています。

そこに文章問題や計算を使った15種類のパズルが加わって、最後まで飽きることがない構成となっています。

180日を解き切ったあとに、卒業問題があり、あなたのゴールを待っています。

[虫食い算筆算]

$$\begin{array}{ccc} \boxed{} & 5 \\ + \quad 9 & \boxed{} \\ \hline 1 \quad 6 & 2 \end{array}$$

基本計算問題

このページは、＋－×÷ の四則演算をたっぷり学習できる問題集です。あなたのできる限りでかまいませんので、なるべく速く解いてください。文章問題も登場します。

学習日・所要時間

あなたが学習を積み重ねる進行の様子と、学習の手ごたえの一つの目安として書き込んでみましょう。

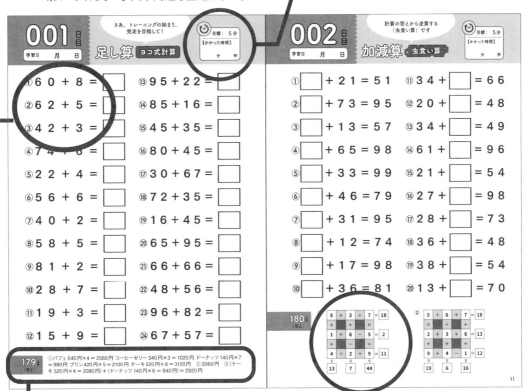

答え

開いている「見開き2ページ」の答えは、ページをめくった次の見開きの「左右ページ・下に1日分ずつ」掲載されています。179～180日目の問題のみ、答えがP10～11に掲載されています。稀に、別解が存在する場合があります。

計算パズル

4ページごとに、計算を使った傑作パズルが登場します。条件を満たす答えにたどり着くと、心地よい「達成感」が味わえます。

さあ、トレーニングの始まり、
完走を目指して！

足し算 ヨコ式計算

① $60 + 8 =$

② $62 + 5 =$

③ $42 + 3 =$

④ $74 + 6 =$

⑤ $22 + 4 =$

⑥ $56 + 6 =$

⑦ $40 + 2 =$

⑧ $58 + 5 =$

⑨ $81 + 2 =$

⑩ $28 + 7 =$

⑪ $19 + 3 =$

⑫ $15 + 9 =$

⑬ $95 + 22 =$

⑭ $85 + 16 =$

⑮ $45 + 35 =$

⑯ $80 + 45 =$

⑰ $30 + 67 =$

⑱ $72 + 35 =$

⑲ $16 + 45 =$

⑳ $65 + 95 =$

㉑ $66 + 66 =$

㉒ $48 + 56 =$

㉓ $96 + 82 =$

㉔ $67 + 57 =$

179日目
[答え]

①パフェ 640円×4 ＝ 2560円 コーヒーゼリー 340円×3 ＝ 1020円 ドーナッツ 140円×7 ＝ 980円 プリン 420円×5 ＝ 2100円 ケーキ 520円×6 ＝ 3120円　②2060円　③（ケーキ 520円×4 ＝ 2080円）＋（ドーナッツ 140円×6 ＝ 840円）＝ 2920円

計算の答えから逆算する「虫食い算」です

加減算 ・虫食い算・

目標： 5分

【かかった時間】

　　　分　　　秒

① ☐ ＋ 2 1 ＝ 5 1

② ☐ ＋ 7 3 ＝ 9 5

③ ☐ ＋ 1 3 ＝ 5 7

④ ☐ ＋ 6 5 ＝ 9 8

⑤ ☐ ＋ 3 3 ＝ 9 9

⑥ ☐ ＋ 4 6 ＝ 7 9

⑦ ☐ ＋ 3 1 ＝ 9 5

⑧ ☐ ＋ 1 2 ＝ 7 4

⑨ ☐ ＋ 1 7 ＝ 9 8

⑩ ☐ ＋ 3 6 ＝ 8 1

⑪ 3 4 ＋ ☐ ＝ 6 6

⑫ 2 0 ＋ ☐ ＝ 4 8

⑬ 3 4 ＋ ☐ ＝ 4 9

⑭ 6 1 ＋ ☐ ＝ 9 6

⑮ 2 1 ＋ ☐ ＝ 5 4

⑯ 2 7 ＋ ☐ ＝ 9 8

⑰ 2 8 ＋ ☐ ＝ 7 3

⑱ 3 6 ＋ ☐ ＝ 4 8

⑲ 3 8 ＋ ☐ ＝ 5 4

⑳ 1 3 ＋ ☐ ＝ 7 0

繰り上がりに注意して、
正確にすばやく

足し算 ヨコ式計算

目標：5分

【かかった時間】

　　　分　　　秒

① 8 6 + 4 = ☐

② 6 9 + 9 = ☐

③ 2 3 + 2 = ☐

④ 8 1 + 4 = ☐

⑤ 7 3 + 3 = ☐

⑥ 9 9 + 2 = ☐

⑦ 8 8 + 2 = ☐

⑧ 1 5 + 5 = ☐

⑨ 4 8 + 7 = ☐

⑩ 8 0 + 2 = ☐

⑪ 6 8 + 2 = ☐

⑫ 5 1 + 8 = ☐

⑬ 5 4 + 4 8 = ☐

⑭ 7 1 + 7 6 = ☐

⑮ 8 6 + 5 1 = ☐

⑯ 7 5 + 4 5 = ☐

⑰ 5 2 + 3 5 = ☐

⑱ 9 0 + 6 8 = ☐

⑲ 8 1 + 9 0 = ☐

⑳ 1 5 + 6 6 = ☐

㉑ 9 9 + 2 3 = ☐

㉒ 8 1 + 3 5 = ☐

㉓ 4 9 + 2 8 = ☐

㉔ 6 4 + 9 6 = ☐

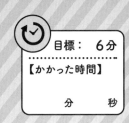

004 日目

学習日　　月　　日

計算パズル
金庫をあけろ！

目標： 6分
【かかった時間】
分　　秒

数字を足して 100 になる 3 つのボタンを押すと金庫は開きます。同じボタンを 2 回押すことはできません。3 つのボタンを答えのマスに書き出してください。ヒントとして 1 つのボタンの数字を示します。

①

20	47	14
58	18	37
54	49	17

$$\boxed{14} + \boxed{} + \boxed{}$$
$$= 100$$

②

35	17	44
36	40	51
25	22	19

$$\boxed{} + \boxed{35} + \boxed{}$$
$$= 100$$

学習日　　月　　日

まずは正確に解くことを
優先しましょう

引き算　ヨコ式計算

目標：　5分
【かかった時間】
　　　　分　　　秒

① $85 - 9 =$

② $81 - 2 =$

③ $70 - 9 =$

④ $64 - 8 =$

⑤ $79 - 8 =$

⑥ $34 - 7 =$

⑦ $12 - 8 =$

⑧ $25 - 6 =$

⑨ $47 - 2 =$

⑩ $86 - 3 =$

⑪ $97 - 8 =$

⑫ $79 - 4 =$

⑬ $55 - 49 =$

⑭ $92 - 54 =$

⑮ $80 - 13 =$

⑯ $86 - 44 =$

⑰ $61 - 38 =$

⑱ $52 - 49 =$

⑲ $77 - 66 =$

⑳ $27 - 21 =$

㉑ $77 - 49 =$

㉒ $97 - 58 =$

㉓ $91 - 16 =$

㉔ $88 - 47 =$

003 日目
［答え］
① 90 ② 78 ③ 25 ④ 85 ⑤ 76 ⑥ 101 ⑦ 90 ⑧ 20 ⑨ 55 ⑩ 82 ⑪ 70 ⑫ 59 ⑬ 102
⑭ 147 ⑮ 137 ⑯ 120 ⑰ 87 ⑱ 158 ⑲ 171 ⑳ 81 ㉑ 122 ㉒ 116 ㉓ 77 ㉔ 160

学習日　　月　　日

式の中に正しい数字を書いて
計算成立！

加減算・虫食い算

目標：　5分

【かかった時間】

　　　分　　　秒

① □ − ５６ ＝ ３３

② □ − １８ ＝ ３５

③ □ − １５ ＝ ４０

④ □ − １５ ＝ ６７

⑤ □ − ６０ ＝ １９

⑥ □ − ５１ ＝ ２２

⑦ □ − ２４ ＝ ７１

⑧ □ − １７ ＝ ４５

⑨ □ − ２１ ＝ ５９

⑩ □ − ３８ ＝ ３１

⑪ ９０ − □ ＝ ２６

⑫ ７９ − □ ＝ ４７

⑬ ９３ − □ ＝ ３５

⑭ ９３ − □ ＝ ７１

⑮ ８１ − □ ＝ ５２

⑯ ３３ − □ ＝ ２０

⑰ ７８ − □ ＝ ３３

⑱ ７８ − □ ＝ ２５

⑲ ２５ − □ ＝ １０

⑳ ４５ − □ ＝ ３１

004 日目
［答え］

①
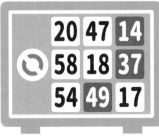

14＋37＋49＝100

②
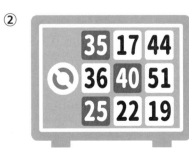

25＋35＋40＝100

007 日目

学習日　　月　　日

あせる必要はないけれど、
できる限り速く解く

引き算 ［ヨコ式計算］

目標： 5分

【かかった時間】

分　　秒

① $66 - 4 =$

② $39 - 9 =$

③ $97 - 3 =$

④ $24 - 9 =$

⑤ $54 - 7 =$

⑥ $97 - 6 =$

⑦ $87 - 7 =$

⑧ $57 - 2 =$

⑨ $18 - 4 =$

⑩ $30 - 2 =$

⑪ $63 - 9 =$

⑫ $49 - 9 =$

⑬ $83 - 67 =$

⑭ $75 - 27 =$

⑮ $58 - 20 =$

⑯ $73 - 32 =$

⑰ $57 - 15 =$

⑱ $94 - 66 =$

⑲ $75 - 66 =$

⑳ $61 - 54 =$

㉑ $97 - 51 =$

㉒ $97 - 94 =$

㉓ $64 - 27 =$

㉔ $31 - 14 =$

計算パズル
足し算三角形

例と同じように、三角形の頂点○2つを足すと、辺にある□の数字になるように、数を書き込みましょう。

例
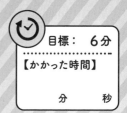

①
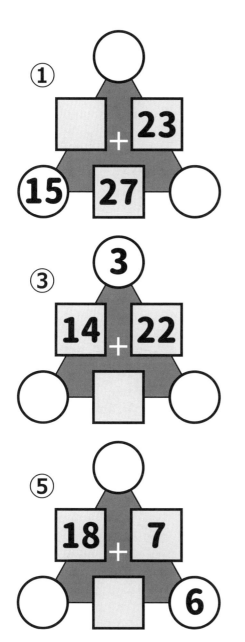

②
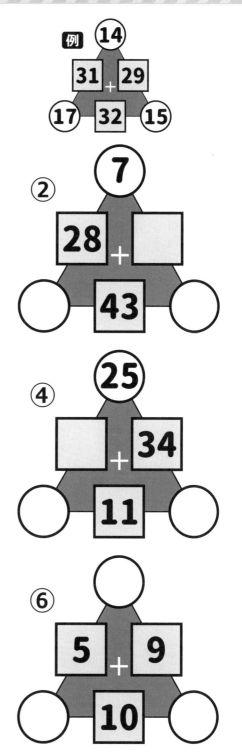

③

④

⑤

⑥

大きな数字の計算は、筆算がわかりやすい！

足し算 筆算

目標： 5分
【かかった時間】
　　分　　秒

①
$$\begin{array}{r} 467 \\ + 689 \\ \hline \end{array}$$

②
$$\begin{array}{r} 867 \\ + 757 \\ \hline \end{array}$$

③
$$\begin{array}{r} 999 \\ + 555 \\ \hline \end{array}$$

④
$$\begin{array}{r} 670 \\ + 569 \\ \hline \end{array}$$

⑤
$$\begin{array}{r} 948 \\ + 475 \\ \hline \end{array}$$

⑥
$$\begin{array}{r} 754 \\ + 682 \\ \hline \end{array}$$

⑦
$$\begin{array}{r} 428 \\ + 739 \\ \hline \end{array}$$

⑧
$$\begin{array}{r} 718 \\ + 694 \\ \hline \end{array}$$

⑨
$$\begin{array}{r} 709 \\ + 497 \\ \hline \end{array}$$

⑩
$$\begin{array}{r} 295 \\ + 973 \\ \hline \end{array}$$

⑪
$$\begin{array}{r} 817 \\ + 684 \\ \hline \end{array}$$

⑫
$$\begin{array}{r} 764 \\ + 829 \\ \hline \end{array}$$

筆算の虫食い算。
繰り上がり繰り下がりを考えて

加減算・虫食い算

①
```
   6 □
+  □ 0
-------
 1 0 0
```

②
```
   6 □
+  □ 1
-------
 1 1 0
```

③
```
   7 □
+  □ 0
-------
 1 4 6
```

④
```
   □ 5
+  9 □
-------
 1 6 2
```

⑤
```
   □ 3
+  9 □
-------
 1 6 5
```

⑥
```
   □ 0
-  4 □
-------
   3 5
```

⑦
```
 1 □ 8
-  9 □
-------
   9 1
```

⑧
```
 1 9 □
-  □ 3
-------
 1 7 9
```

⑨
```
 1 7 □
-  □ 3
-------
 1 3 5
```

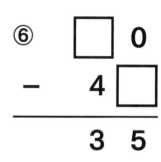
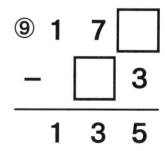
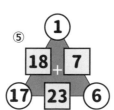
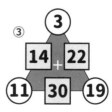
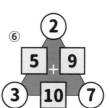

繰り下がりの計算を
徹底的に学ぶ

引き算　筆算

①
$$648 - 425$$

②
$$864 - 430$$

③
$$467 - 254$$

④
$$976 - 653$$

⑤
$$468 - 145$$

⑥
$$785 - 362$$

⑦
$$846 - 534$$

⑧
$$452 - 131$$

⑨
$$764 - 623$$

⑩
$$867 - 543$$

⑪
$$467 - 249$$

⑫
$$683 - 456$$

① 1156 ② 1624 ③ 1554 ④ 1239 ⑤ 1423 ⑥ 1436 ⑦ 1167 ⑧ 1412 ⑨ 1206 ⑩ 1268
⑪ 1501 ⑫ 1593

計算パズル
計算ピラミッド

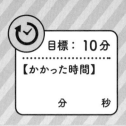
隣り合う2つの数字を足した和が、2つの数字のまん中で1段上に来るようにして、計算のピラミッドを作ってください。

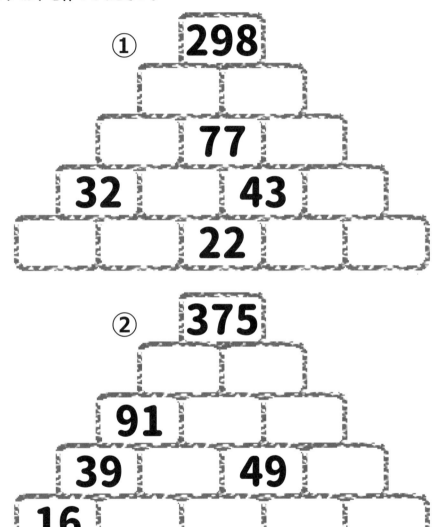

① 298 / 77 / 32 43 / 22

② 375 / 91 / 39 49 / 16

---

010 日目 〔答え〕

① 　6 |0|
　+ |4| 0
　―――――
　 1 0 0

② 　6 9
　+ |4| 1
　―――――
　 1 1 0

③ 　7 6
　+ |7| 0
　―――――
　 1 4 6

④ 　6 5
　+ 9 |7|
　―――――
　 1 6 2

⑤ 　|7| 3
　+ 9 |2|
　―――――
　 1 6 5

⑥ 　|8| 0
　- 　4 |5|
　―――――
　　 3 5

⑦ 1 |8| 8
　- 　9 |7|
　―――――
　　 9 1

⑧ 1 9 |2|
　- 　|1| 3
　―――――
　 1 7 9

⑨ 1 7 8
　- 　|4| 3
　―――――
　 1 3 5

九九がスラスラと出てくるように、
脳を鍛えます

掛け算 ヨコ式計算

① $72 \times 6 =$ 〔　　〕

② $84 \times 2 =$ 〔　　〕

③ $55 \times 5 =$ 〔　　〕

④ $21 \times 9 =$ 〔　　〕

⑤ $17 \times 5 =$ 〔　　〕

⑥ $59 \times 2 =$ 〔　　〕

⑦ $67 \times 3 =$ 〔　　〕

⑧ $67 \times 9 =$ 〔　　〕

⑨ $56 \times 2 =$ 〔　　〕

⑩ $32 \times 3 =$ 〔　　〕

⑪ $83 \times 8 =$ 〔　　〕

⑫ $27 \times 3 =$ 〔　　〕

⑬ $50 \times 6 =$ 〔　　〕

⑭ $70 \times 6 =$ 〔　　〕

⑮ $24 \times 3 =$ 〔　　〕

⑯ $66 \times 9 =$ 〔　　〕

⑰ $15 \times 2 =$ 〔　　〕

⑱ $91 \times 3 =$ 〔　　〕

⑲ $53 \times 2 =$ 〔　　〕

⑳ $16 \times 9 =$ 〔　　〕

㉑ $72 \times 6 =$ 〔　　〕

㉒ $45 \times 5 =$ 〔　　〕

㉓ $86 \times 2 =$ 〔　　〕

㉔ $85 \times 9 =$ 〔　　〕

011 日目
［答え］

① 223 ② 434 ③ 213 ④ 323 ⑤ 323 ⑥ 423 ⑦ 312 ⑧ 321 ⑨ 141 ⑩ 324 ⑪ 218 ⑫ 227

掛け算が先、足し算、引き算は
その後に行います

四則混合計算

① $5 \times 8 + 19 =$

② $88 - 9 \times 6 =$

③ $4 \times 19 + 67 =$

④ $60 + 15 \times 5 =$

⑤ $5 \times 8 - 16 =$

⑥ $61 + 11 \times 2 =$

⑦ $32 + 18 \times 2 =$

⑧ $35 + 15 \times 4 =$

⑨ $11 + 18 \times 5 =$

⑩ $89 - 17 \times 5 =$

⑪ $10 \times 8 + 13 =$

⑫ $3 \times 5 + 12 =$

⑬ $58 + 16 \times 5 =$

⑭ $72 + 5 \times 2 =$

⑮ $58 - 10 \times 5 =$

⑯ $46 + 17 \times 5 =$

⑰ $40 + 5 \times 18 =$

⑱ $6 \times 14 - 32 =$

⑲ $5 \times 17 + 52 =$

⑳ $99 - 10 \times 8 =$

---

012 日目
［答え］

①
```
        298
      143 155
     66  77  78
   32  34  43  35
  20  12  22  21  14
```

②
```
        375
      192 183
     91 101  82
   39  52  49  33
  16  23  29  20  13
```

一の位、十の位、二つの積を
足し算して答えます

掛け算　筆算

目標：5分

【かかった時間】

分　　秒

①
$$\begin{array}{r} 23 \\ \times\ 26 \\ \hline \end{array}$$

②
$$\begin{array}{r} 16 \\ \times\ 42 \\ \hline \end{array}$$

③
$$\begin{array}{r} 24 \\ \times\ 82 \\ \hline \end{array}$$

④
$$\begin{array}{r} 36 \\ \times\ 45 \\ \hline \end{array}$$

⑤
$$\begin{array}{r} 13 \\ \times\ 37 \\ \hline \end{array}$$

⑥
$$\begin{array}{r} 29 \\ \times\ 49 \\ \hline \end{array}$$

⑦
$$\begin{array}{r} 58 \\ \times\ 96 \\ \hline \end{array}$$

⑧
$$\begin{array}{r} 28 \\ \times\ 69 \\ \hline \end{array}$$

⑨
$$\begin{array}{r} 83 \\ \times\ 74 \\ \hline \end{array}$$

013 日目
[答え]

① 432 ② 168 ③ 275 ④ 189 ⑤ 85 ⑥ 118 ⑦ 201 ⑧ 603 ⑨ 112 ⑩ 96 ⑪ 664 ⑫ 81
⑬ 300 ⑭ 420 ⑮ 72 ⑯ 594 ⑰ 30 ⑱ 273 ⑲ 106 ⑳ 144 ㉑ 432 ㉒ 225 ㉓ 172 ㉔ 765

24

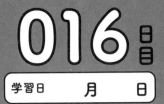

計算パズル
ピッタリ足し算1〜9

目標： 6分
【かかった時間】
　　　分　　　秒

□に並ぶ数は、タテの行、ヨコの列の3つの数字を足した「和」です。条件を満たすように、1〜9を書き込みましょう。それぞれの数字は1回ずつ使うこととします。

①

		9	18
	5		16
1			11
6	18	21	+

②

	6		10
8			17
		2	18
20	17	8	+

③

		8	14
1			14
	5		17
12	15	18	+

④

4			16
		5	8
	7		21
11	12	22	+

25

017 日目

学習日　　月　　日

どの計算問題も、
余りは出ません

割り算 ヨコ式計算

目標： 5分

【かかった時間】

分　　秒

① $35 \div 5 =$ 　　⑬ $60 \div 5 =$

② $25 \div 5 =$ 　　⑭ $66 \div 3 =$

③ $63 \div 9 =$ 　　⑮ $30 \div 5 =$

④ $98 \div 7 =$ 　　⑯ $55 \div 5 =$

⑤ $33 \div 3 =$ 　　⑰ $54 \div 2 =$

⑥ $14 \div 2 =$ 　　⑱ $96 \div 8 =$

⑦ $72 \div 2 =$ 　　⑲ $64 \div 2 =$

⑧ $88 \div 2 =$ 　　⑳ $90 \div 3 =$

⑨ $90 \div 9 =$ 　　㉑ $69 \div 3 =$

⑩ $54 \div 6 =$ 　　㉒ $39 \div 3 =$

⑪ $84 \div 6 =$ 　　㉓ $45 \div 5 =$

⑫ $12 \div 4 =$ 　　㉔ $12 \div 6 =$

文を理解する読解力が
ぐんぐん伸びますよ！

文章問題

① 120円の鉛筆を3本、150円の消しゴムを1個、320円のスケッチブックを買って、風景の絵を描きに行きました。交通費は片道210円で往復しました。買い物と交通費の総額はいくらでしょうか？

答え

② 980円のアルバイトを4時間、1050円のアルバイトを3時間しました。交通費の460円は自分で支払いました。給料の総額から交通費を引いた金額はいくらでしょうか？

答え

③ 7時から12時までの駐車料金は30分で250円。12時から19時までの駐車料金は30分で350円です。10時30から14時までの駐車料金はいくらでしょうか？

答え

④ 5500円を持っています。ランチ1200円とその消費税10％。映画鑑賞料金1400円を支払いました。残金はいくらでしょうか？

答え

016 日目 ［答え］

①

2	7	9	18
3	5	8	16
1	6	4	11
6	18	21	＋

②

3	6	1	10
8	4	5	17
9	7	2	18
20	17	8	＋

③

2	4	8	14
1	6	7	14
9	5	3	17
12	15	18	＋

④

4	3	9	16
1	2	5	8
6	7	8	21
11	12	22	＋

硬貨ごとの数と合計金額を
まずは書き出しましょう

お買い物計算

目標： 5分
【かかった時間】
　　分　　秒

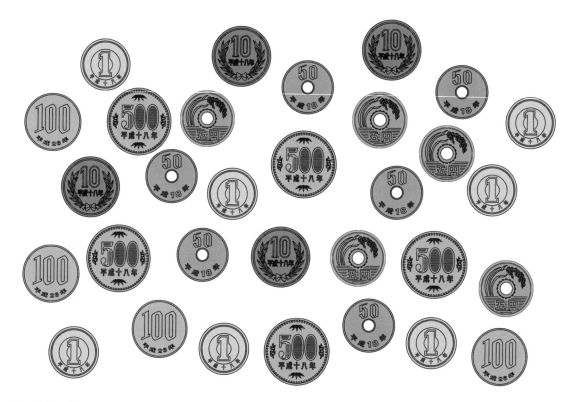

① 種類ごとに硬貨を数えて、それぞれすべての枚数での合計金額を書いてください。

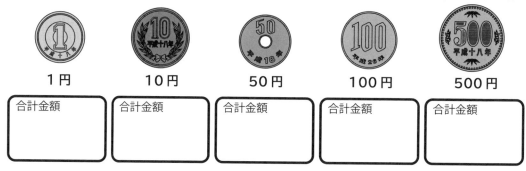

1円	10円	50円	100円	500円
合計金額	合計金額	合計金額	合計金額	合計金額

② 1400円 は、50円硬貨が何枚分の金額でしょうか？

枚数

③ 640円を10円、50円、500円硬貨で支払うとき、一番少ない枚数は何枚になりますか？

合計枚数

①7 ②5 ③7 ④14 ⑤11 ⑥7 ⑦36 ⑧44 ⑨10 ⑩9 ⑪14 ⑫3 ⑬12 ⑭22 ⑮6 ⑯11 ⑰27 ⑱12 ⑲32 ⑳30 ㉑23 ㉒13 ㉓9 ㉔2

計算パズル
マッチ棒の計算式

目標： 6分

【かかった時間】

分　　秒

計算が合わない間違った式が、マッチ棒で作られています。ここから、マッチ棒を1本だけ動かして、正しい計算式にしてください。マッチ棒を取り除いてはいけません。

マッチ棒の数字の形

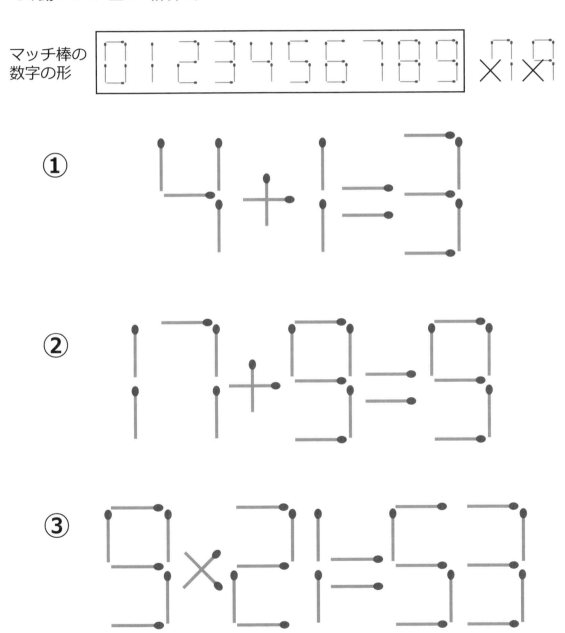

①

②

③

計算に、暗算に
慣れてきましたか?

足し算 ヨコ式計算

① $86 + 2 =$

② $71 + 3 =$

③ $92 + 7 =$

④ $91 + 8 =$

⑤ $19 + 8 =$

⑥ $66 + 6 =$

⑦ $66 + 8 =$

⑧ $92 + 2 =$

⑨ $24 + 5 =$

⑩ $33 + 9 =$

⑪ $50 + 2 =$

⑫ $53 + 3 =$

⑬ $28 + 97 =$

⑭ $64 + 54 =$

⑮ $67 + 92 =$

⑯ $54 + 21 =$

⑰ $61 + 79 =$

⑱ $54 + 67 =$

⑲ $85 + 99 =$

⑳ $15 + 25 =$

㉑ $49 + 38 =$

㉒ $94 + 46 =$

㉓ $20 + 41 =$

㉔ $78 + 97 =$

019 日目
[答え]
① 1円硬貨×7枚＝7円　10円硬貨×4枚＝40円　50円硬貨×6枚＝300円　100円硬貨×4枚＝400円　500円硬貨×5枚＝2500円　② 1400÷50＝28枚　③ 7枚　10円硬貨×4枚＝40円　50円硬貨×2枚＝100円　500円硬貨×1枚＝500円　40＋100＋500＝640円

慣れて効率が上がることは、
学習効果の現われ

加減算・虫食い算

目標：　5分

【かかった時間】

分　　　秒

① ☐ ＋ 63 ＝ 94　⑪ 34 ＋ ☐ ＝ 84

② ☐ ＋ 18 ＝ 73　⑫ 64 ＋ ☐ ＝ 97

③ ☐ ＋ 83 ＝ 99　⑬ 26 ＋ ☐ ＝ 49

④ ☐ ＋ 34 ＝ 92　⑭ 19 ＋ ☐ ＝ 86

⑤ ☐ ＋ 81 ＝ 94　⑮ 77 ＋ ☐ ＝ 93

⑥ ☐ ＋ 67 ＝ 81　⑯ 17 ＋ ☐ ＝ 75

⑦ ☐ ＋ 79 ＝ 94　⑰ 52 ＋ ☐ ＝ 96

⑧ ☐ ＋ 50 ＝ 93　⑱ 23 ＋ ☐ ＝ 82

⑨ ☐ ＋ 87 ＝ 99　⑲ 32 ＋ ☐ ＝ 49

⑩ ☐ ＋ 31 ＝ 86　⑳ 37 ＋ ☐ ＝ 63

020 日目 [答え]

①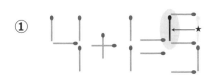

②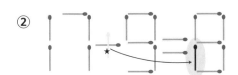

③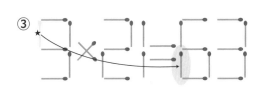

023 日目

学習日　　月　　日

足し算 ヨコ式計算

ページを重ねるたびに、
脳が活性化します

目標：5分
【かかった時間】
　　分　　秒

① 3 5 + 2 = 　　　

② 8 7 + 7 = 　　　

③ 3 1 + 1 = 　　　

④ 4 3 + 9 = 　　　

⑤ 1 8 + 2 = 　　　

⑥ 1 1 + 5 = 　　　

⑦ 1 4 + 3 = 　　　

⑧ 6 4 + 1 = 　　　

⑨ 7 6 + 2 = 　　　

⑩ 6 0 + 2 = 　　　

⑪ 7 6 + 6 = 　　　

⑫ 2 3 + 9 = 　　　

⑬ 8 4 + 6 6 = 　　　

⑭ 7 3 + 4 3 = 　　　

⑮ 9 8 + 5 2 = 　　　

⑯ 3 8 + 5 1 = 　　　

⑰ 7 1 + 3 4 = 　　　

⑱ 7 5 + 8 4 = 　　　

⑲ 3 7 + 7 9 = 　　　

⑳ 9 7 + 2 0 = 　　　

㉑ 3 7 + 3 0 = 　　　

㉒ 2 2 + 8 7 = 　　　

㉓ 3 2 + 7 8 = 　　　

㉔ 3 9 + 6 6 = 　　　

021 日目
［答え］

① 88 ② 74 ③ 99 ④ 99 ⑤ 27 ⑥ 72 ⑦ 74 ⑧ 94 ⑨ 29 ⑩ 42 ⑪ 52 ⑫ 56 ⑬ 125 ⑭ 118
⑮ 159 ⑯ 75 ⑰ 140 ⑱ 121 ⑲ 184 ⑳ 40 ㉑ 87 ㉒ 140 ㉓ 61 ㉔ 175

32

計・算・パ・ズ・ル
サイコロの底の目

サイコロの目は、表と裏の数字を足すと「7」になります。見えている上＝天面の数を手掛かりにして、下＝底の数を↓の□に書きましょう。その数字を使って計算をしてください。

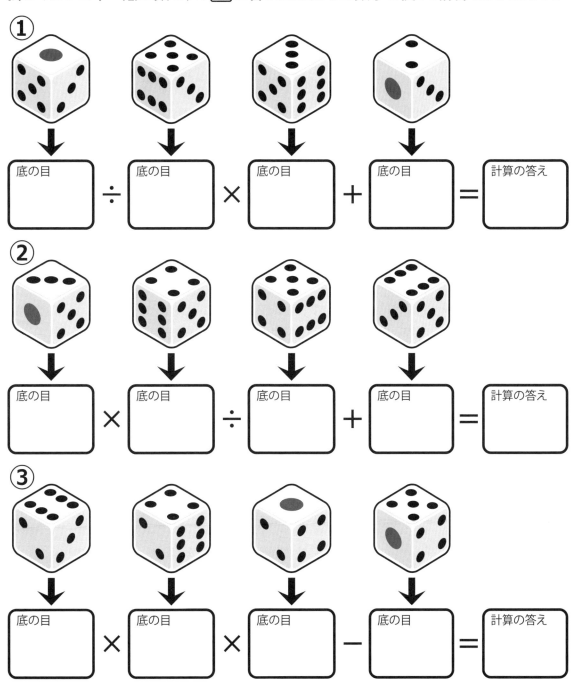

① 底の目 ［　］ ÷ 底の目 ［　］ × 底の目 ［　］ + 底の目 ［　］ = 計算の答え ［　］

② 底の目 ［　］ × 底の目 ［　］ ÷ 底の目 ［　］ + 底の目 ［　］ = 計算の答え ［　］

③ 底の目 ［　］ × 底の目 ［　］ × 底の目 ［　］ − 底の目 ［　］ = 計算の答え ［　］

やってみると、
計算は難しくありません

引き算 ヨコ式計算

① $88 - 9 =$

② $93 - 2 =$

③ $82 - 2 =$

④ $45 - 5 =$

⑤ $93 - 9 =$

⑥ $58 - 7 =$

⑦ $28 - 3 =$

⑧ $57 - 2 =$

⑨ $96 - 6 =$

⑩ $78 - 6 =$

⑪ $48 - 8 =$

⑫ $31 - 8 =$

⑬ $85 - 19 =$

⑭ $88 - 40 =$

⑮ $39 - 14 =$

⑯ $31 - 28 =$

⑰ $45 - 19 =$

⑱ $35 - 24 =$

⑲ $68 - 65 =$

⑳ $24 - 22 =$

㉑ $76 - 27 =$

㉒ $86 - 78 =$

㉓ $27 - 13 =$

㉔ $92 - 72 =$

学習日　　月　　日

計算を避けたい気持ちは、
実はめんどくさがっていただけ

加減算 虫食い算

目標： 5分

【かかった時間】

分　　秒

① □ − 11 = 41

② □ − 66 = 13

③ □ − 38 = 24

④ □ − 27 = 49

⑤ □ − 28 = 54

⑥ □ − 28 = 25

⑦ □ − 12 = 38

⑧ □ − 39 = 56

⑨ □ − 16 = 70

⑩ □ − 52 = 17

⑪ □ − 27 = 52

⑫ □ − 20 = 38

⑬ 90 − □ = 66

⑭ 84 − □ = 10

⑮ 67 − □ = 33

⑯ 91 − □ = 25

⑰ 60 − □ = 49

⑱ 77 − □ = 31

⑲ 83 − □ = 52

⑳ 75 − □ = 16

㉑ 70 − □ = 43

㉒ 92 − □ = 23

㉓ 37 − □ = 12

㉔ 87 − □ = 53

024 日目 [答え]　① 6 ÷ 2 × 4 + 5 = 17　② 4 × 3 ÷ 2 + 1 = 7　③ 1 × 3 × 6 − 2 = 16

面倒だと思わないと、
計算は実に便利です

引き算 ヨコ式計算

① 88 − 4 =

② 70 − 9 =

③ 78 − 2 =

④ 47 − 4 =

⑤ 92 − 2 =

⑥ 77 − 8 =

⑦ 88 − 8 =

⑧ 66 − 2 =

⑨ 48 − 9 =

⑩ 60 − 9 =

⑪ 27 − 2 =

⑫ 22 − 2 =

⑬ 70 − 61 =

⑭ 95 − 89 =

⑮ 93 − 16 =

⑯ 46 − 38 =

⑰ 89 − 51 =

⑱ 49 − 18 =

⑲ 86 − 35 =

⑳ 81 − 37 =

㉑ 87 − 44 =

㉒ 46 − 31 =

㉓ 95 − 68 =

㉔ 83 − 44 =

025 日目
[答え]
① 79 ② 91 ③ 80 ④ 40 ⑤ 84 ⑥ 51 ⑦ 25 ⑧ 55 ⑨ 90 ⑩ 72 ⑪ 40 ⑫ 23 ⑬ 66 ⑭ 48
⑮ 25 ⑯ 3 ⑰ 26 ⑱ 11 ⑲ 3 ⑳ 2 ㉑ 49 ㉒ 8 ㉓ 14 ㉔ 20

36

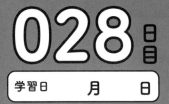
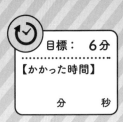
しりとりの要領で、→ の後の数字が、前の計算の答えになるようにして、マスを埋めてください。

①
$8 + \boxed{} \rightarrow 11 \times \boxed{} \rightarrow 44 \div \boxed{} \rightarrow 22 + \boxed{} \rightarrow$ ゴール $\boxed{25}$

②
$15 + \boxed{} \rightarrow 17 + \boxed{} \rightarrow 20 \times \boxed{} \rightarrow 60 - \boxed{} \rightarrow$ ゴール $\boxed{57}$

③
$23 + \boxed{} \rightarrow 25 \times \boxed{} \rightarrow 75 \div \boxed{} \rightarrow 15 + \boxed{} \rightarrow$ ゴール $\boxed{18}$

④
$8 - \boxed{} \rightarrow 5 \times \boxed{} \rightarrow 15 + \boxed{} \rightarrow 18 + \boxed{} \rightarrow$ ゴール $\boxed{21}$

⑤
$12 \times \boxed{} \rightarrow 36 - \boxed{} \rightarrow 33 + \boxed{} \rightarrow 42 \div \boxed{} \rightarrow$ ゴール $\boxed{7}$

⑥
$49 \div \boxed{} \rightarrow 7 \times \boxed{} \rightarrow 28 + \boxed{} \rightarrow 31 - \boxed{} \rightarrow$ ゴール $\boxed{6}$

食前や食後、散歩後など、
学習時間を定めましょう

足し算　筆算

① 746
+ 325

② 756
+ 289

③ 249
+ 873

④ 728
+ 694

⑤ 609
+ 584

⑥ 619
+ 592

⑦ 827
+ 475

⑧ 149
+ 974

⑨ 918
+ 999

⑩ 483
+ 867

⑪ 759
+ 672

⑫ 909
+ 109

027 日目
[答え]

① 84 ② 61 ③ 76 ④ 43 ⑤ 90 ⑥ 69 ⑦ 80 ⑧ 64 ⑨ 39 ⑩ 51 ⑪ 25 ⑫ 20 ⑬ 9 ⑭ 6
⑮ 77 ⑯ 8 ⑰ 38 ⑱ 31 ⑲ 51 ⑳ 44 ㉑ 43 ㉒ 15 ㉓ 27 ㉔ 39

学習日　　月　　日

気が散っている状態での学習は
ストレスになります

加減算　虫食い算

目標：　5分

【かかった時間】

　　　分　　　秒

①
$$\begin{array}{r} 9\ \square \\ +\ \square\ 4 \\ \hline 1\ 8\ 2 \end{array}$$

②
$$\begin{array}{r} 2\ \square \\ +\ \square\ 4 \\ \hline 1\ 2\ 2 \end{array}$$

③
$$\begin{array}{r} 3\ \square \\ +\ \square\ 3 \\ \hline 1\ 0\ 8 \end{array}$$

④
$$\begin{array}{r} \square\ 0 \\ +\ 6\ \square \\ \hline 1\ 1\ 7 \end{array}$$

⑤
$$\begin{array}{r} \square\ 2 \\ +\ 1\ \square \\ \hline 1\ 0\ 0 \end{array}$$

⑥
$$\begin{array}{r} 1\ \square\ 0 \\ -\ 9\ \square \\ \hline 9\ 6 \end{array}$$

⑦
$$\begin{array}{r} 1\ \square\ 9 \\ -\ 7\ \square \\ \hline 8\ 1 \end{array}$$

⑧
$$\begin{array}{r} 1\ 7\ \square \\ -\ \square\ 4 \\ \hline 1\ 4\ 0 \end{array}$$

⑨
$$\begin{array}{r} 8\ \square \\ -\ \square\ 6 \\ \hline 1\ 0 \end{array}$$

028日目
［答え］

① 8＋3→11×4→44÷2→22＋3→25 ゴール

② 15＋2→17＋3→20×3→60−3→57 ゴール

③ 23＋2→25×3→75÷5→15＋3→18 ゴール

④ 8−3→5×3→15＋3→18＋3→21 ゴール

⑤ 12×3→36−3→33＋9→42÷6→7 ゴール

⑥ 49÷7→7×4→28＋3→31−25→6 ゴール

落ち着いて取り組むことが、
集中力を高める

引き算　筆算

目標： 5分

【かかった時間】

分　　秒

①
```
  725
- 418
```

②
```
  272
- 161
```

③
```
  761
- 459
```

④
```
  827
- 109
```

⑤
```
  305
- 108
```

⑥
```
  762
- 446
```

⑦
```
  834
- 327
```

⑧
```
  907
- 508
```

⑨
```
  824
- 561
```

⑩
```
  746
- 382
```

⑪
```
  548
- 286
```

⑫
```
  727
- 343
```

029 日目
[答え]

① 1071 ② 1045 ③ 1122 ④ 1422 ⑤ 1193 ⑥ 1211 ⑦ 1302 ⑧ 1123 ⑨ 1917 ⑩ 1350
⑪ 1431 ⑫ 1018

計算パズル
10のピッタリ足し算

目標：10分
【かかった時間】
　　分　　秒

　□ に並ぶ数は、タテの行、ヨコの列の5つの数字を足した「和」です。この条件を満たすように、1～9を書き込みましょう。1～9の数字は、何回使ってもかまいません。

3			6	4	29
8	7		7		31
		9		6	25
	4		9		32
6	6	9	8		32
25	25	43	38	18	

030 日目 〔答え〕

① 　 9 8 / ＋ 8 4 / 1 8 2
② 　 2 8 / ＋ 9 4 / 1 2 2
③ 　 3 5 / ＋ 7 3 / 1 0 8
④ 　 5 0 / ＋ 6 7 / 1 1 7
⑤ 　 8 2 / ＋ 1 8 / 1 0 0
⑥ 1 9 0 / － 9 4 / 9 6
⑦ 1 5 9 / － 7 8 / 8 1
⑧ 1 7 4 / － 3 4 / 1 4 0
⑨ 　 8 6 / － 7 6 / 1 0

鉛筆を使って字を書くことも、脳を刺激します

掛け算 ヨコ式計算

目標：5分

【かかった時間】

分　　秒

① $81 \times 8 =$

② $40 \times 7 =$

③ $15 \times 3 =$

④ $96 \times 2 =$

⑤ $45 \times 2 =$

⑥ $74 \times 7 =$

⑦ $96 \times 5 =$

⑧ $17 \times 4 =$

⑨ $98 \times 5 =$

⑩ $23 \times 2 =$

⑪ $38 \times 4 =$

⑫ $21 \times 8 =$

⑬ $17 \times 2 =$

⑭ $32 \times 6 =$

⑮ $58 \times 9 =$

⑯ $98 \times 6 =$

⑰ $74 \times 6 =$

⑱ $84 \times 3 =$

⑲ $29 \times 7 =$

⑳ $51 \times 2 =$

㉑ $44 \times 2 =$

㉒ $31 \times 4 =$

㉓ $80 \times 2 =$

㉔ $49 \times 5 =$

学習日　　月　　日

答えは丁寧な文字で
書きましょう

四則混合計算

目標： 5分

【かかった時間】

分　　秒

※割り算が先、足し算、引き算はその後で行います。

① $7 - 12 \div 2 =$

② $30 \div 6 + 4 =$

③ $40 \div 8 - 3 =$

④ $45 \div 9 - 2 =$

⑤ $24 \div 8 - 2 =$

⑥ $9 + 48 \div 8 =$

⑦ $35 \div 7 + 2 =$

⑧ $7 - 21 \div 3 =$

⑨ $8 + 28 \div 7 =$

⑩ $3 + 40 \div 5 =$

⑪ $6 + 12 \div 3 =$

⑫ $4 + 63 \div 9 =$

⑬ $4 + 40 \div 8 =$

⑭ $4 + 24 \div 4 =$

⑮ $6 + 64 \div 8 =$

⑯ $8 + 24 \div 6 =$

⑰ $30 \div 5 - 2 =$

⑱ $16 \div 2 + 2 =$

⑲ $9 - 27 \div 9 =$

⑳ $25 \div 5 + 6 =$

032 日目 〔答え〕

3	7	9	6	4	29
8	7	8	7	1	31
1	1	9	8	6	25
7	4	8	9	4	32
6	6	9	8	3	32
25	25	43	38	18	

きれいな文字を書く意識で、
不注意が減ります

掛け算　筆算

目標：5分
【かかった時間】
　　　分　　　秒

① $\begin{array}{r} 46 \\ \times\ 76 \\ \hline \end{array}$

② $\begin{array}{r} 45 \\ \times\ 53 \\ \hline \end{array}$

③ $\begin{array}{r} 61 \\ \times\ 54 \\ \hline \end{array}$

④ $\begin{array}{r} 53 \\ \times\ 76 \\ \hline \end{array}$

⑤ $\begin{array}{r} 62 \\ \times\ 49 \\ \hline \end{array}$

⑥ $\begin{array}{r} 75 \\ \times\ 26 \\ \hline \end{array}$

⑦ $\begin{array}{r} 28 \\ \times\ 16 \\ \hline \end{array}$

⑧ $\begin{array}{r} 53 \\ \times\ 67 \\ \hline \end{array}$

⑨ $\begin{array}{r} 87 \\ \times\ 19 \\ \hline \end{array}$

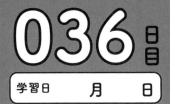

計算パズル
計算あみだくじ

目標： 6分

【かかった時間】

　　　分　　　秒

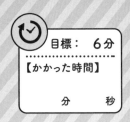

上の数字からスタートして、あみだくじの要領で進んでください。途中、枠にぶつかったら、その指示に従って計算をしてください。下に到着したら、計算の答えを書きましょう。

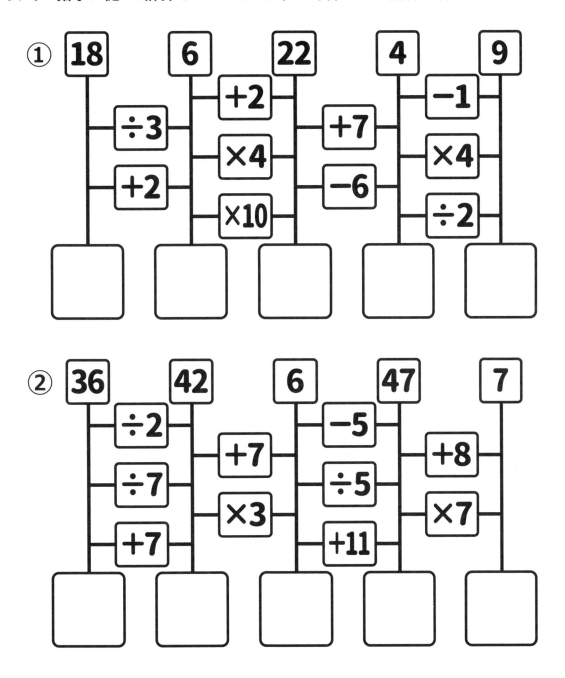

計算が速くなったと、
実感できていますか?

目標：5分

【かかった時間】

分　　秒

割り算 ヨコ式計算

① $56 \div 4 =$

② $96 \div 3 =$

③ $22 \div 2 =$

④ $70 \div 7 =$

⑤ $94 \div 2 =$

⑥ $72 \div 6 =$

⑦ $40 \div 2 =$

⑧ $72 \div 3 =$

⑨ $82 \div 2 =$

⑩ $12 \div 3 =$

⑪ $68 \div 2 =$

⑫ $24 \div 6 =$

⑬ $63 \div 3 =$

⑭ $84 \div 4 =$

⑮ $48 \div 2 =$

⑯ $84 \div 7 =$

⑰ $18 \div 6 =$

⑱ $96 \div 2 =$

⑲ $60 \div 6 =$

⑳ $30 \div 6 =$

㉑ $35 \div 7 =$

㉒ $88 \div 4 =$

㉓ $74 \div 2 =$

㉔ $40 \div 4 =$

035 日目
[答え]

① 3496 ② 2385 ③ 3294 ④ 4028 ⑤ 3038 ⑥ 1950 ⑦ 448 ⑧ 3551 ⑨ 1653

正解すると楽しい、
その気持ちで前進！

目標：　5分

【かかった時間】

　　　　分　　　秒

文章問題

① 360cm のロープを半分に切りました。その半分になったロープから 30cm を切り離して、残りを三等分に切ると、1 本は何 cm でしょうか？

答え

② 価格が 1200 円の皿を 5 枚、仕入れました。それを 1500 円で販売したところ、4 枚が売れて、1 枚を落として割ってしまいました。いくらの利益になるのでしょうか？

答え

③ 料理をしています。砂糖 2 に対して塩を 1、入れて味をととのえます。砂糖 24g を入れる場合、塩はどれだけ入れればいいのでしょうか？

答え

④ 12 本で 2160 円のビール。24 本では 4080 円です。24 本をまとめ買いすると、12 本を買うより、1 本あたりの価格はいくら安くなるでしょうか？

答え

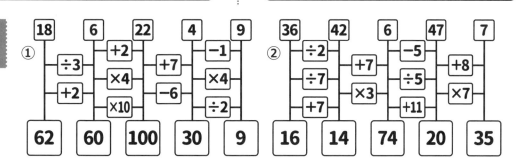

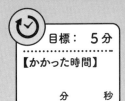

脳が疲れない程度の学習だから、効果が高い

お買い物計算

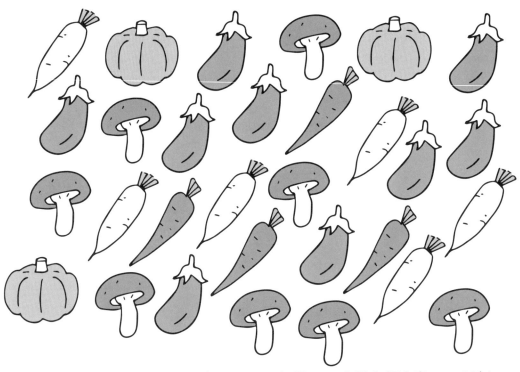

① 野菜の単価を元に、それぞれすべての個数での合計金額を書いてください。

かぼちゃ
1つ＝¥200

なすび
1つ＝¥65

しいたけ
1つ＝¥42

大根
1本＝¥125

人参
1本＝¥98

合計金額	合計金額	合計金額	合計金額	合計金額

② かぼちゃ1つ、しいたけ3つ、人参2本の合計金額はいくらでしょうか？

合計金額

③ 大根4本、なすび4つの合計金額の半額は、いくらでしょうか？

半額の金額

計算パズル 魔法陣

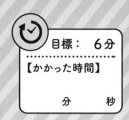

目標：6分

【かかった時間】

分　秒

マスに、1～16 の数字を1つずつ書き込んでください。そのとき、タテ、ヨコ、対角線、それぞれに並んでいる4つの数字を足した合計=和が、どこも「34」になるようにしてください。

①

9	8			34
			12	34
4			13	34
16			3	34
34	34	34	34	34

②

11	2			34
		8		34
		1	3	34
4			13	34
34	34	34	34	34

① （360÷2＝180）－30＝150cm　150÷3＝50cm　② （1500－1200＝300）×4－1200＝0円　③砂糖：塩＝2：1＝24：12g　④2160÷12＝180円　4080÷24＝170円　24本まとめ買いのとき、1本当たり10円安くなります。

所持金や所要時間など、
暮らしに計算を活用

足し算 ヨコ式計算

目標：5分
【かかった時間】
　　　分　　秒

① $40 + 6 =$

② $19 + 2 =$

③ $45 + 8 =$

④ $44 + 4 =$

⑤ $88 + 3 =$

⑥ $62 + 3 =$

⑦ $64 + 9 =$

⑧ $84 + 7 =$

⑨ $52 + 8 =$

⑩ $67 + 1 =$

⑪ $15 + 3 =$

⑫ $32 + 3 =$

⑬ $14 + 38 =$

⑭ $32 + 81 =$

⑮ $92 + 23 =$

⑯ $42 + 52 =$

⑰ $31 + 87 =$

⑱ $32 + 80 =$

⑲ $87 + 44 =$

⑳ $63 + 49 =$

㉑ $49 + 96 =$

㉒ $39 + 82 =$

㉓ $53 + 96 =$

㉔ $83 + 87 =$

①かぼちゃ 200円×3 ＝ 600円　なすび 65円×9 ＝ 585円　しいたけ 42円×8 ＝ 336円　大根 125円×6 ＝ 750円　人参 98円×4 ＝ 392円　②（かぼちゃ 200円）＋（しいたけ 42円×3 ＝ 126円）＋（98円×2 ＝ 196円）＝ 522円　③（大根 125円×4 ＝ 500円）＋（なすび 65円×4 ＝ 260円）＝ 760 の半額→760 ÷ 2 ＝ 380円

疲れているときには、
休みましょう

加減算・虫食い算

目標：5分
【かかった時間】
　　　分　　　秒

① □ ＋ 5 8 ＝ 9 7

② □ ＋ 3 6 ＝ 6 2

③ □ ＋ 7 5 ＝ 8 7

④ □ ＋ 3 4 ＝ 4 6

⑤ □ ＋ 1 9 ＝ 7 1

⑥ □ ＋ 6 5 ＝ 8 3

⑦ □ ＋ 4 4 ＝ 5 6

⑧ □ ＋ 1 3 ＝ 3 1

⑨ □ ＋ 5 4 ＝ 8 8

⑩ □ ＋ 3 9 ＝ 7 5

⑪ 6 7 ＋ □ ＝ 9 6

⑫ 4 4 ＋ □ ＝ 8 8

⑬ 5 3 ＋ □ ＝ 7 0

⑭ 1 9 ＋ □ ＝ 8 1

⑮ 7 4 ＋ □ ＝ 9 5

⑯ 1 3 ＋ □ ＝ 6 3

⑰ 4 4 ＋ □ ＝ 6 6

⑱ 4 8 ＋ □ ＝ 8 7

⑲ 2 0 ＋ □ ＝ 5 5

⑳ 1 9 ＋ □ ＝ 7 4

040 日目
［答え］

①

9	8	11	6	34
5	15	2	12	34
4	10	7	13	34
16	1	14	3	34
34	34	34	34	34

②

11	2	15	6	34
5	9	8	12	34
14	16	1	3	34
4	7	10	13	34
34	34	34	34	34

043日目

学習日　　月　　日

脳トレも食事の時間も、
基本的に決まった時間に

足し算 ヨコ式計算

目標：5分
【かかった時間】
　　分　　秒

① $72 + 2 =$

② $65 + 2 =$

③ $34 + 2 =$

④ $80 + 9 =$

⑤ $53 + 2 =$

⑥ $96 + 9 =$

⑦ $25 + 7 =$

⑧ $61 + 7 =$

⑨ $66 + 4 =$

⑩ $13 + 9 =$

⑪ $33 + 9 =$

⑫ $63 + 2 =$

⑬ $89 + 42 =$

⑭ $93 + 60 =$

⑮ $88 + 79 =$

⑯ $34 + 11 =$

⑰ $18 + 46 =$

⑱ $34 + 39 =$

⑲ $24 + 99 =$

⑳ $28 + 96 =$

㉑ $68 + 18 =$

㉒ $87 + 75 =$

㉓ $83 + 86 =$

㉔ $35 + 21 =$

041日目
[答え]

① 46 ② 21 ③ 53 ④ 48 ⑤ 91 ⑥ 65 ⑦ 73 ⑧ 91 ⑨ 60 ⑩ 68 ⑪ 18 ⑫ 35 ⑬ 52 ⑭ 113 ⑮ 115 ⑯ 94 ⑰ 118 ⑱ 112 ⑲ 131 ⑳ 112 ㉑ 145 ㉒ 121 ㉓ 149 ㉔ 170

52

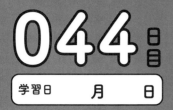 

計算パズル
コレって何時？

最初に時計の時間を読んで、文で問われている時刻を答えましょう。1時、2時、3時……11時、12時と数え、12時の次は1時とします。

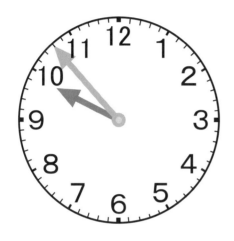

①時計の時刻は？
　　　　　時　　　　　分

②30分後の時刻は？
　　　　　時　　　　　分

③1時間25分前の時刻は？
　　　　　時　　　　　分

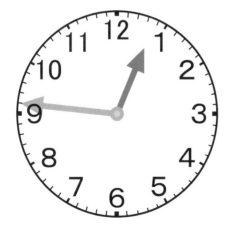

④時計の時刻は？
　　　　　時　　　　　分

⑤40分後の時刻は？
　　　　　時　　　　　分

⑥75分前の時刻は？
　　　　　時　　　　　分

045 日目

学習日　　月　　日

一日の学習時間は短くても、
積み重ねると効果絶大

引き算 ヨコ式計算

目標： 5分

【かかった時間】

分　　秒

① $93 - 84 =$

② $47 - 18 =$

③ $38 - 13 =$

④ $69 - 44 =$

⑤ $98 - 79 =$

⑥ $84 - 23 =$

⑦ $74 - 66 =$

⑧ $97 - 25 =$

⑨ $94 - 38 =$

⑩ $62 - 34 =$

⑪ $70 - 57 =$

⑫ $56 - 38 =$

⑬ $81 - 37 =$

⑭ $97 - 73 =$

⑮ $83 - 57 =$

⑯ $94 - 58 =$

⑰ $80 - 22 =$

⑱ $89 - 62 =$

⑲ $79 - 15 =$

⑳ $81 - 69 =$

㉑ $68 - 22 =$

㉒ $46 - 11 =$

㉓ $62 - 31 =$

㉔ $76 - 54 =$

043 日目 [答え]

① 74 ② 67 ③ 36 ④ 89 ⑤ 55 ⑥ 105 ⑦ 32 ⑧ 68 ⑨ 70 ⑩ 22 ⑪ 42 ⑫ 65 ⑬ 131
⑭ 153 ⑮ 167 ⑯ 45 ⑰ 64 ⑱ 73 ⑲ 123 ⑳ 124 ㉑ 86 ㉒ 162 ㉓ 169 ㉔ 56

54

少し体を動かした後の方が、
集中力が高まります

加減算 ・虫食い算・

① □ − 14 = 46

② □ − 11 = 38

③ □ − 59 = 30

④ □ − 26 = 57

⑤ □ − 33 = 19

⑥ □ − 20 = 41

⑦ □ − 21 = 38

⑧ □ − 40 = 26

⑨ □ − 14 = 61

⑩ □ − 37 = 13

⑪ □ − 17 = 54

⑫ □ − 18 = 61

⑬ 81 − □ = 21

⑭ 77 − □ = 51

⑮ 95 − □ = 13

⑯ 93 − □ = 16

⑰ 94 − □ = 57

⑱ 84 − □ = 54

⑲ 86 − □ = 46

⑳ 86 − □ = 57

㉑ 78 − □ = 11

㉒ 69 − □ = 36

㉓ 98 − □ = 20

㉔ 60 − □ = 41

一日に使ったお金をメモして、
足してみましょう

引き算 ヨコ式計算

目標： 5分

【かかった時間】

　　　分　　　秒

① $66 - 37 =$

② $43 - 19 =$

③ $59 - 21 =$

④ $83 - 55 =$

⑤ $97 - 79 =$

⑥ $97 - 21 =$

⑦ $96 - 53 =$

⑧ $88 - 58 =$

⑨ $67 - 65 =$

⑩ $63 - 48 =$

⑪ $73 - 18 =$

⑫ $96 - 21 =$

⑬ $40 - 20 =$

⑭ $71 - 60 =$

⑮ $97 - 38 =$

⑯ $67 - 16 =$

⑰ $42 - 15 =$

⑱ $97 - 65 =$

⑲ $64 - 41 =$

⑳ $85 - 48 =$

㉑ $87 - 66 =$

㉒ $63 - 53 =$

㉓ $81 - 47 =$

㉔ $31 - 22 =$

048日目

学習日　月　日

計算パズル
計算ナンプレ

目標：　6分
【かかった時間】
分　秒

例では、タテの行、ヨコの列に1～6の数字が1つずつ並んでいます。太い線で囲まれた図形の中にある小さな数字は、それぞれの図形の中の数字を足した「和=合計」です。
和を手がかりにして、タテの行、ヨコの列に1～6の数字が1つずつ並ぶように配置してください。

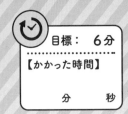

例

15 6	7 4	2	10 3	1	11 5
3	10 5	1	6	2	4
1	3	10 6	4	12 5	6 2
5	2	9 4	1	6	3
12 4	6	5	5 2	3	1
2	25 1	3	5	10 4	6

16		5	9 **5**	8	**2**
5			**3**	13 **1**	12
6 **3**	12			**4**	
	4	10 **5**	**6**		
2	14	**1**	13 **4**		
6			8 **2**	**5**	

学習日　　月　　日

苦手と思っていたことも、
やってみると意外に簡単

足し算　筆算

目標：5分

【かかった時間】

　　分　　秒

①
```
  580
+ 457
```

②
```
  376
+ 924
```

③
```
  176
+ 895
```

④
```
  682
+ 694
```

⑤
```
  486
+ 857
```

⑥
```
  381
+ 483
```

⑦
```
  837
+ 917
```

⑧
```
  700
+ 591
```

⑨
```
  257
+ 743
```

⑩
```
  846
+ 364
```

⑪
```
  512
+ 256
```

⑫
```
  918
+ 595
```

047 日目
[答え]
① 29 ② 24 ③ 38 ④ 28 ⑤ 18 ⑥ 76 ⑦ 43 ⑧ 30 ⑨ 2 ⑩ 15 ⑪ 55 ⑫ 75 ⑬ 20 ⑭ 11
⑮ 59 ⑯ 51 ⑰ 27 ⑱ 32 ⑲ 23 ⑳ 37 ㉑ 21 ㉒ 10 ㉓ 34 ㉔ 9

50日達成の一区切り、
根気が続いています！

加減算 虫食い算

目標：5分

【かかった時間】

分　秒

①
$$
\begin{array}{r}
6\ \square \\
+\ \square\ 5 \\
\hline
1\ 4\ 2
\end{array}
$$

②
$$
\begin{array}{r}
6\ \square \\
+\ \square\ 1 \\
\hline
1\ 1\ 6
\end{array}
$$

③
$$
\begin{array}{r}
8\ \square \\
+\ \square\ 0 \\
\hline
1\ 6\ 9
\end{array}
$$

④
$$
\begin{array}{r}
\square\ 4 \\
+\ 1\ \square \\
\hline
1\ 1\ 3
\end{array}
$$

⑤
$$
\begin{array}{r}
\square\ 9 \\
+\ 5\ \square \\
\hline
1\ 5\ 7
\end{array}
$$

⑥
$$
\begin{array}{r}
\square\ 1 \\
-\ 1\ \square \\
\hline
4\ 6
\end{array}
$$

⑦
$$
\begin{array}{r}
1\ \square\ 2 \\
-\ 7\ \square \\
\hline
1\ 1\ 1
\end{array}
$$

⑧
$$
\begin{array}{r}
1\ 5\ \square \\
-\ \square\ 6 \\
\hline
1\ 2\ 0
\end{array}
$$

⑨
$$
\begin{array}{r}
5\ \square \\
-\ \square\ 5 \\
\hline
9
\end{array}
$$

脳は衰えたのではなく、
使っていなかっただけです

引き算　筆算

①
```
  4 3 9
- 2 8 3
```

②
```
  6 2 7
- 3 5 6
```

③
```
  7 1 8
- 5 8 2
```

④
```
  4 5 7
- 1 8 3
```

⑤
```
  7 4 9
- 5 9 1
```

⑥
```
  4 8 6
- 2 9 0
```

⑦
```
  3 4 6
- 1 5 8
```

⑧
```
  6 2 4
- 2 5 9
```

⑨
```
  8 5 3
- 5 8 6
```

⑩
```
  7 2 6
- 4 6 9
```

⑪
```
  3 1 3
- 1 8 5
```

⑫
```
  9 0 4
- 6 2 7
```

052 日目

学習日　　月　　日

計算パズル
ピッタリ掛け算1〜9

目標：10分

【かかった時間】

分　　秒

□に並ぶ数は、タテの行、ヨコの列の3つの数字を掛けた「積」です。条件を満たすように、1〜9を書き込みましょう。1〜9の数字は、何回使ってもかまいません。

①

	3		81
		1	4
8			48
96	3	54	×

②

1			8
8			16
		3	9
24	4	12	×

③

	4		28
	1		63
1			5
63	4	35	×

④

	2		30
1			16
	6		6
3	48	20	×

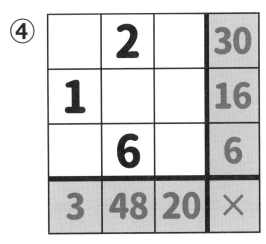

050日目 ［答え］

①　　6 [7]
　＋　[7] 5
　　1 4 2

②　　6 [5]
　＋　[5] 1
　　1 1 6

③　　8 [9]
　＋　[8] 0
　　1 6 9

④　　[9] 4
　＋　1 [9]
　　1 1 3

⑤　　[9] 9
　＋　5 [8]
　　1 5 7

⑥　　[6] 1
　−　1 [5]
　　　4 6

⑦　1 [8] 2
　−　　7 [1]
　　1 1 1

⑧　1 5 [6]
　−　　[3] 6
　　1 2 0

⑨　　5 [4]
　−　[4] 5
　　　　9

できるかできないか、ではなく
やるかやらないか

掛け算 **ヨコ式計算**

目標： 5分
【かかった時間】
　　　分　　秒

① 9 4 × 2 =

② 6 0 × 4 =

③ 1 2 × 1 3 =

④ 1 3 × 1 1 =

⑤ 1 3 × 1 7 =

⑥ 1 8 × 1 3 =

⑦ 2 0 × 2 0 =

⑧ 1 9 × 1 1 =

⑨ 1 3 × 1 4 =

⑩ 1 3 × 1 2 =

⑪ 2 0 × 1 2 =

⑫ 1 2 × 1 7 =

⑬ 1 9 × 1 6 =

⑭ 1 1 × 2 0 =

⑮ 1 5 × 1 3 =

⑯ 1 9 × 1 2 =

⑰ 1 3 × 1 3 =

⑱ 2 0 × 1 4 =

⑲ 1 4 × 1 1 =

⑳ 1 5 × 2 0 =

㉑ 1 5 × 1 9 =

㉒ 1 1 × 1 1 =

㉓ 1 6 × 1 2 =

㉔ 1 5 × 1 8 =

学習日　　月　　日

本気でやるとできる、
できると楽しい、続けられる

四則混合計算

目標：　5分

【かかった時間】

分　　　秒

※掛け算が先、足し算、引き算はその後で行います。

① 90−11×7 =

② 5×17−64 =

③ 32+16×3 =

④ 26+10×3 =

⑤ 75−15×2 =

⑥ 82−18×2 =

⑦ 83−11×4 =

⑧ 70+5×14 =

⑨ 80+15×3 =

⑩ 6×7−21 =

⑪ 99−11×9 =

⑫ 40−8×4 =

⑬ 57+14×6 =

⑭ 89−8×9 =

⑮ 96−16×5 =

⑯ 86−14×6 =

⑰ 75+12×4 =

⑱ 6×15−62 =

⑲ 4×15+24 =

⑳ 8×10+18 =

052 日目
[答え]

①

3	3	9	81
4	1	1	4
8	1	6	48
96	3	54	×

②

1	2	4	8
8	2	1	16
3	1	3	9
24	4	12	×

③

7	4	1	28
9	1	7	63
1	1	5	5
63	4	35	×

④

3	2	5	30
1	4	4	16
1	6	1	6
3	48	20	×

短い時間の睡眠は思考を整えるので、
昼寝をおすすめします

掛け算　筆算

目標：5分

【かかった時間】

　　分　　秒

①
```
   92
×  34
```

②
```
   86
×  67
```

③
```
   54
×  28
```

④
```
   90
×  97
```

⑤
```
   92
×  67
```

⑥
```
   16
×  64
```

⑦
```
   83
×  64
```

⑧
```
   93
×  35
```

⑨
```
   25
×  27
```

053 日目
［答え］

① 188 ② 240 ③ 156 ④ 143 ⑤ 221 ⑥ 234 ⑦ 400 ⑧ 209 ⑨ 182 ⑩ 156 ⑪ 240 ⑫ 204
⑬ 304 ⑭ 220 ⑮ 195 ⑯ 228 ⑰ 169 ⑱ 280 ⑲ 154 ⑳ 300 ㉑ 285 ㉒ 121 ㉓ 192 ㉔ 270

64

計算パズル
10を作れ！

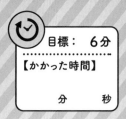

例 と同じ要領で、マスに ＋－×÷ のいずれかを入れて、計算の答えを「10」にしてください。

例　　$8 \div 4 + 9 - 1 = 10$

① $5 \square 6 \square 7 \square 8 = 10$

② $9 \square 5 \square 6 \square 2 = 10$

③ $3 \square 5 \square 7 \square 9 = 10$

④ $5 \square 8 + 6 \square 9 = 10$

⑤ $6 \times 7 \square 3 \square 4 = 10$

⑥ $3 \square 6 \div 9 \square 5 = 10$

学習日　　月　　日

一日の出来事を、
脳はその日の睡眠で整えます

割り算 ヨコ式計算

目標： 5分
・・・・・・・・・・・・・・・・・・
【かかった時間】

分　　秒

① 7 2 ÷ 8 = 　　　

② 2 1 ÷ 3 = 　　　

③ 7 0 ÷ 7 = 　　　

④ 4 0 ÷ 4 = 　　　

⑤ 6 6 ÷ 3 = 　　　

⑥ 5 2 ÷ 2 = 　　　

⑦ 3 2 ÷ 8 = 　　　

⑧ 4 2 ÷ 2 = 　　　

⑨ 4 4 ÷ 2 = 　　　

⑩ 8 6 ÷ 2 = 　　　

⑪ 7 2 ÷ 4 = 　　　

⑫ 5 6 ÷ 7 = 　　　

⑬ 6 2 ÷ 2 = 　　　

⑭ 5 6 ÷ 2 = 　　　

⑮ 2 4 ÷ 8 = 　　　

⑯ 4 9 ÷ 7 = 　　　

⑰ 5 1 ÷ 3 = 　　　

⑱ 6 3 ÷ 3 = 　　　

⑲ 4 5 ÷ 9 = 　　　

⑳ 3 9 ÷ 3 = 　　　

㉑ 2 0 ÷ 2 = 　　　

㉒ 8 1 ÷ 3 = 　　　

㉓ 7 5 ÷ 3 = 　　　

㉔ 6 6 ÷ 2 = 　　　

① 3128 ② 5762 ③ 1512 ④ 8730 ⑤ 6164 ⑥ 1024 ⑦ 5312 ⑧ 3255 ⑨ 675

058 日目

学習日　月　日

朝目覚めて、
考えや決心が定まることが多い

目標： 5分
【かかった時間】
分　秒

文章問題

① 毎月のおこづかい 8000 円の 30%を貯金します。20000 円のギターを買うには、何か月の貯金が必要でしょうか?

答え

② まさるくんのテストの成績は国語・71 点、算数 63 点、理科 86 点、社会 73 点、英語 52 点でした。平均点は何点でしょうか?

答え

③ 月曜日から日曜日までの 7 つの数字が横に並んだカレンダーがあります。16 日の下の数字は何でしょうか?

答え

④ キノコは一日で 2 倍の数に増えます。1 本のキノコが 5 日後には何本になるでしょうか?

答え

056 日目
［答え］

① $5 + 6 + 7 - 8 = 10$

② $9 + 5 - 6 + 2 = 10$

③ $3 + 5 - 7 + 9 = 10$

④ $5 + 8 + 6 - 9 = 10$

⑤ $6 \times 7 \div 3 - 4 = 10$

⑥ $3 \times 6 \div 9 \times 5 = 10$

夜ふかしは禁物、
就寝時間を定めましょう

お買い物計算

目標：　5分

【かかった時間】

分　　秒

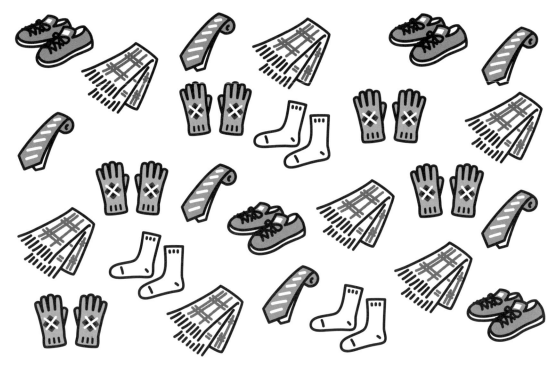

① 衣料品の単価を元に、それぞれすべての個数での合計金額を書いてください。

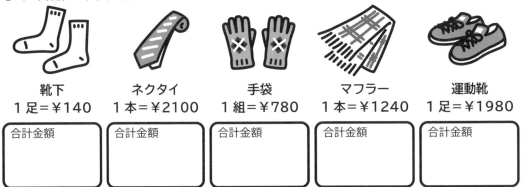

靴下	ネクタイ	手袋	マフラー	運動靴
1 足＝¥140	1 本＝¥2100	1 組＝¥780	1 本＝¥1240	1 足＝¥1980

合計金額

合計金額

合計金額

合計金額

合計金額

② ネクタイ 1 本のお金で、靴下は何足、買えるのでしょうか？

靴下の数

③ 手袋とマフラーは二人お揃いで、運動靴はプレゼントで 1 足買いました。合計金額はいくらでしょうか？

合計金額

計算パズル 計算スクランブル

6つの計算=四則演算がタテ・ヨコに交差しています。マスに1～9を1回ずつ入れて、すべての計算を成り立たせてください。ただし、**例**と同じ要領で、+−より×÷の計算を先に行うことが条件とします。

例

+−より ×÷ の計算が先

4	+	6	÷	2	= 7
×		×		+	
9	×	3	+	5	= 32
−		+		+	
8	+	7	+	1	= 16

|| || ||
| 28 | 25 | 8 |

①

	÷		+		= 11
+		×		×	
2	×		−	6	= 4
+		−		+	
	+	1	+		= 11

|| || ||
| 13 | 19 | 61 |

②

2	×		+		= 26
+		+		×	
5	−		+		= 11
−		+		−	
	−		÷	3	= 2

|| || ||
| 3 | 16 | 53 |

頭を使う何かに挑戦することは、とても良い

足し算 ヨコ式計算

目標： 5分

【かかった時間】

　　　分　　秒

① $16 + 14 =$

② $20 + 13 =$

③ $20 + 15 =$

④ $14 + 18 =$

⑤ $14 + 12 =$

⑥ $16 + 18 =$

⑦ $19 + 19 =$

⑧ $17 + 19 =$

⑨ $19 + 17 =$

⑩ $16 + 12 =$

⑪ $18 + 12 =$

⑫ $14 + 13 =$

⑬ $17 + 14 =$

⑭ $19 + 20 =$

⑮ $15 + 18 =$

⑯ $17 + 18 =$

⑰ $13 + 13 =$

⑱ $13 + 18 =$

⑲ $11 + 14 =$

⑳ $11 + 12 =$

㉑ $12 + 15 =$

㉒ $20 + 12 =$

㉓ $18 + 17 =$

㉔ $18 + 13 =$

①靴下 140円×3 ＝ 420円　ネクタイ 2100円×6 ＝ 12600円　手袋 780円×5 ＝ 3900円
マフラー 1240円×7 ＝ 8680円　運動靴 1980円×4 ＝ 7920円　②ネクタイ 2100円÷靴
下 140円 ＝ 15足　③（手袋 780円×2 ＝ 1560円）＋（マフラー 1240円×2 ＝ 2480円）
＋1980円 ＝ 6020円

学習日　　月　　日

挑戦することで、
脳細胞のつながりが増えます

加減算・虫食い算

目標：　5分

【かかった時間】

分　　秒

① □ ＋ 3 5 ＝ 9 1

② □ ＋ 3 7 ＝ 7 5

③ □ ＋ 2 6 ＝ 9 2

④ □ ＋ 4 1 ＝ 9 3

⑤ □ ＋ 5 9 ＝ 7 0

⑥ □ ＋ 7 3 ＝ 1 1 2

⑦ □ ＋ 3 5 ＝ 9 8

⑧ □ ＋ 4 7 ＝ 6 2

⑨ □ ＋ 1 6 ＝ 9 3

⑩ □ ＋ 1 7 ＝ 4 5

⑪ 2 3 ＋ □ ＝ 8 3

⑫ 2 3 ＋ □ ＝ 7 4

⑬ 2 0 ＋ □ ＝ 9 5

⑭ 5 4 ＋ □ ＝ 7 7

⑮ 1 7 ＋ □ ＝ 3 8

⑯ 2 2 ＋ □ ＝ 3 5

⑰ 1 5 ＋ □ ＝ 4 2

⑱ 5 3 ＋ □ ＝ 8 9

⑲ 3 4 ＋ □ ＝ 8 6

⑳ 6 2 ＋ □ ＝ 9 9

060 日目 ［答え］

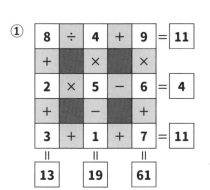

①
8	÷	4	+	9	= 11
+		×		×	
2	×	5	−	6	= 4
+		−		+	
3	+	1	+	7	= 11

= 13　= 19　= 61

②
2	×	9	+	8	= 26
+		+		×	
5	−	1	+	7	= 11
−		+		−	
4	−	6	÷	3	= 2

= 3　= 16　= 53

063 日目

学習日　月　日

足し算 ヨコ式計算

いつもと違う道で帰宅するだけでも
挑戦になります

目標： 5分
【かかった時間】
分　秒

① 18 + 20 =

② 12 + 13 =

③ 16 + 17 =

④ 27 + 16 =

⑤ 14 + 20 =

⑥ 17 + 11 =

⑦ 15 + 16 =

⑧ 11 + 18 =

⑨ 11 + 13 =

⑩ 20 + 11 =

⑪ 37 + 17 =

⑫ 16 + 16 =

⑬ 20 + 20 =

⑭ 14 + 14 =

⑮ 13 + 17 =

⑯ 17 + 20 =

⑰ 27 + 13 =

⑱ 19 + 16 =

⑲ 18 + 11 =

⑳ 14 + 27 =

㉑ 20 + 17 =

㉒ 11 + 37 =

㉓ 19 + 12 =

㉔ 16 + 20 =

計算パズル
金庫をあけろ！

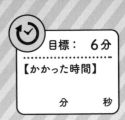

目標： 6分

【かかった時間】

　　　分　　　秒

数字を足して100になる3つのボタンを押すと金庫は開きます。同じボタンを2回押すことはできません。3つのボタンを答えのマスに書き出してください。ヒントとして1つのボタンの数字を示します。

①

34	26	30
38	12	43
56	1	51

$1 + \boxed{} + \boxed{} = 100$

②

11	20	48
13	21	33
68	50	42

$\boxed{} + 21 + \boxed{} = 100$

美術館に行く、習い事を始める
なども脳に刺激あり

引き算 ヨコ式計算

① 73 − 13 =

② 59 − 21 =

③ 60 − 30 =

④ 66 − 49 =

⑤ 46 − 22 =

⑥ 27 − 25 =

⑦ 67 − 59 =

⑧ 68 − 31 =

⑨ 32 − 20 =

⑩ 22 − 17 =

⑪ 50 − 27 =

⑫ 80 − 41 =

⑬ 91 − 19 =

⑭ 71 − 54 =

⑮ 58 − 47 =

⑯ 76 − 50 =

⑰ 24 − 13 =

⑱ 45 − 13 =

⑲ 79 − 72 =

⑳ 76 − 68 =

㉑ 89 − 86 =

㉒ 81 − 22 =

㉓ 93 − 53 =

㉔ 42 − 17 =

063 日目 ［答え］

① 38 ② 25 ③ 33 ④ 43 ⑤ 34 ⑥ 28 ⑦ 31 ⑧ 29 ⑨ 24 ⑩ 31 ⑪ 54 ⑫ 32 ⑬ 40 ⑭ 28
⑮ 30 ⑯ 37 ⑰ 40 ⑱ 35 ⑲ 29 ⑳ 41 ㉑ 37 ㉒ 48 ㉓ 31 ㉔ 36

初めての料理を作ってみることで、
挑戦を楽しむ

加減算 ・虫食い算・

① □ － 6 2 = 3 7

② □ － 4 7 = 2 5

③ □ － 2 1 = 6 0

④ □ － 5 1 = 1 1

⑤ □ － 1 1 = 7 2

⑥ □ － 1 8 = 4 2

⑦ □ － 5 6 = 1 3

⑧ □ － 1 7 = 2 6

⑨ □ － 5 4 = 3 3

⑩ □ － 6 2 = 3 0

⑪ 4 4 － □ = 3 1

⑫ 8 2 － □ = 6 9

⑬ 7 0 － □ = 4 6

⑭ 4 4 － □ = 2 4

⑮ 8 8 － □ = 3 7

⑯ 9 6 － □ = 6 1

⑰ 5 4 － □ = 3 7

⑱ 5 7 － □ = 4 2

⑲ 8 9 － □ = 7 1

⑳ 5 8 － □ = 1 0

①
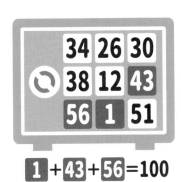

②
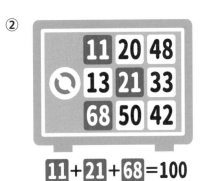

近所を散歩する習慣を、
身に付けましょう

引き算 ヨコ式計算

① $51 - 36 =$

② $48 - 33 =$

③ $65 - 22 =$

④ $48 - 39 =$

⑤ $72 - 15 =$

⑥ $46 - 37 =$

⑦ $88 - 40 =$

⑧ $75 - 37 =$

⑨ $60 - 38 =$

⑩ $86 - 42 =$

⑪ $72 - 38 =$

⑫ $97 - 83 =$

⑬ $81 - 75 =$

⑭ $66 - 13 =$

⑮ $82 - 77 =$

⑯ $29 - 15 =$

⑰ $23 - 11 =$

⑱ $78 - 64 =$

⑲ $44 - 33 =$

⑳ $99 - 89 =$

㉑ $52 - 11 =$

㉒ $89 - 66 =$

㉓ $74 - 22 =$

㉔ $98 - 41 =$

計算パズル
足し算三角形

例と同じように、三角形の頂点○2つを足すと、辺にある □ の数字になるように、数を書き込みましょう。

例
14
31 + 29
17　32　15

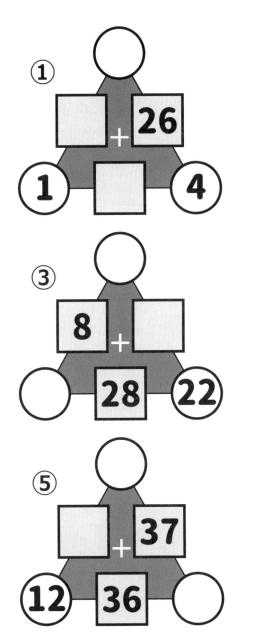

①
26
+
1　　4

②
26
+
9　　2

③
8 +
28　22

④
11 + 12
3

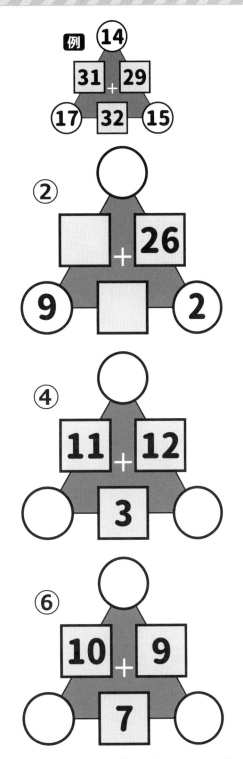

⑤
37
+
12　36

⑥
10 + 9
7

仕事やプライベートの予定は、
ゆとりを重視

足し算　筆算

① 8162
＋1284

② 1576
＋1594

③ 1579
＋4576

④ 3461
＋1648

⑤ 1579
＋7563

⑥ 2431
＋4376

⑦ 4375
＋4889

⑧ 8243
＋1327

⑨ 8162
＋1567

⑩ 2887
＋6415

⑪ 8134
＋1053

⑫ 1546
＋2483

学習日　月　日

予定をびっしり詰め込むと、ストレスが溜まります

加減算 虫食い算

目標： 5分
【かかった時間】
　　分　　秒

①
$$\begin{array}{r} 5\square \\ +\ \square5 \\ \hline 114 \end{array}$$

②
$$\begin{array}{r} 9\square \\ +\ \square9 \\ \hline 126 \end{array}$$

③
$$\begin{array}{r} 6\square \\ +\ \square8 \\ \hline 167 \end{array}$$

④
$$\begin{array}{r} \square3 \\ +\ 8\square \\ \hline 181 \end{array}$$

⑤
$$\begin{array}{r} \square7 \\ +\ 2\square \\ \hline 103 \end{array}$$

⑥
$$\begin{array}{r} 1\square9 \\ -\ 5\square \\ \hline 104 \end{array}$$

⑦
$$\begin{array}{r} 1\square9 \\ -\ 4\square \\ \hline 122 \end{array}$$

⑧
$$\begin{array}{r} 8\square \\ -\ \square5 \\ \hline 46 \end{array}$$

⑨
$$\begin{array}{r} 11\square \\ -\ \square2 \\ \hline 105 \end{array}$$

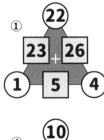
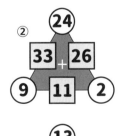
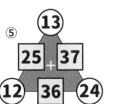
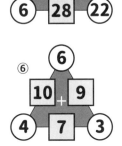

初対面の人と話をすることは、
脳が大いに活性化する

引き算　筆算

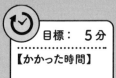

目標：5分

【かかった時間】

　　　分　　　秒

①
```
  530
- 274
```

②
```
  752
- 385
```

③
```
  924
- 769
```

④
```
  760
- 387
```

⑤
```
  402
- 175
```

⑥
```
  825
- 782
```

⑦
```
  304
- 166
```

⑧
```
  514
- 467
```

⑨
```
  517
- 498
```

⑩
```
  703
- 625
```

⑪
```
  237
- 149
```

⑫
```
  641
- 573
```

計算パズル
計算ピラミッド

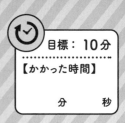

目標：10分
【かかった時間】
　　　分　　　秒

隣り合う2つの数字を足した和が、2つの数字のまん中で1段上に来るようにして、計算のピラミッドを作ってください。

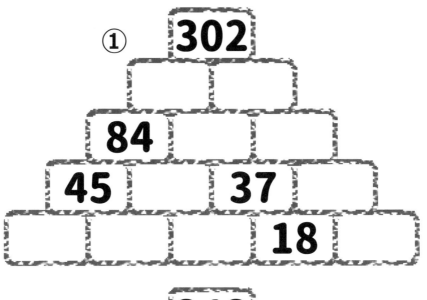

① 302 / 84 / 45 37 / 18

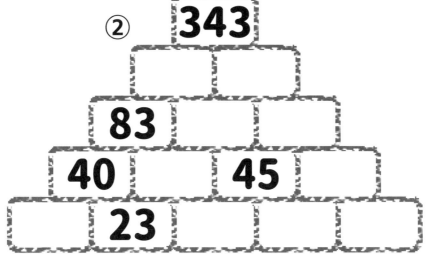

② 343 / 83 / 40 45 / 23

073 日目

学習日　　月　　日

掛け算　ヨコ式計算

瞑想は、ストレスの軽減に効果があります

目標：　5分

【かかった時間】

分　　秒

① 11 × 13 =

② 19 × 14 =

③ 19 × 20 =

④ 17 × 12 =

⑤ 12 × 20 =

⑥ 20 × 13 =

⑦ 16 × 19 =

⑧ 20 × 18 =

⑨ 17 × 16 =

⑩ 18 × 17 =

⑪ 13 × 20 =

⑫ 15 × 15 =

⑬ 13 × 16 =

⑭ 16 × 14 =

⑮ 18 × 14 =

⑯ 17 × 14 =

⑰ 14 × 19 =

⑱ 17 × 20 =

⑲ 18 × 12 =

⑳ 11 × 15 =

㉑ 11 × 17 =

㉒ 18 × 19 =

㉓ 19 × 15 =

㉔ 18 × 16 =

瞑想は、1日10分、
静かな場所で行いましょう

四則混合計算

※割り算が先、足し算、引き算はその後で行います。

① $64 \div 8 + 4 =$

② $12 \div 3 - 3 =$

③ $9 - 18 \div 3 =$

④ $42 \div 6 - 1 =$

⑤ $9 - 18 \div 2 =$

⑥ $30 \div 6 - 1 =$

⑦ $9 - 54 \div 6 =$

⑧ $6 + 10 \div 2 =$

⑨ $1 + 56 \div 8 =$

⑩ $6 + 56 \div 7 =$

⑪ $7 - 27 \div 9 =$

⑫ $21 \div 7 + 8 =$

⑬ $12 \div 2 + 9 =$

⑭ $10 \div 5 + 5 =$

⑮ $24 \div 3 - 1 =$

⑯ $10 \div 2 - 5 =$

⑰ $30 \div 5 - 5 =$

⑱ $9 - 72 \div 8 =$

⑲ $4 + 18 \div 6 =$

⑳ $24 \div 8 - 2 =$

072 日目
［答え］

①
```
          302
      160     142
    84    76    66
  45    39    37    29
25    20    19    18    11
```

②
```
          343
      171     172
    83    88    84
  40    43    45    39
17    23    20    25    14
```

学習日　月　日

ゆっくりと深呼吸をしながら
瞑想すると、スッキリ

掛け算　筆算

目標：5分

【かかった時間】

　分　　秒

① 　　76
　×　34

② 　　83
　×　76

③ 　　69
　×　26

④ 　　46
　×　84

⑤ 　　76
　×　94

⑥ 　　15
　×　73

⑦ 　　42
　×　52

⑧ 　　79
　×　63

⑨ 　　31
　×　76

073 日目
［答え］

① 143 ② 266 ③ 380 ④ 204 ⑤ 240 ⑥ 260 ⑦ 304 ⑧ 360 ⑨ 272 ⑩ 306 ⑪ 260 ⑫ 225
⑬ 208 ⑭ 224 ⑮ 252 ⑯ 238 ⑰ 266 ⑱ 340 ⑲ 216 ⑳ 165 ㉑ 187 ㉒ 342 ㉓ 285 ㉔ 288

84

計算パズル
ピッタリ足し算1〜9

⬜に並ぶ数は、タテの行、ヨコの列の3つの数字を足した「和」です。条件を満たすように、1〜9を書き込みましょう。それぞれの数字は1回ずつ使うこととします。

①

7			19
	8		15
		6	11
13	12	20	＋

②

		4	13
	2		18
8			14
20	9	16	＋

③

		2	11
	7		16
5			18
19	14	12	＋

④

4			13
	9		17
		5	15
13	20	12	＋

ストレッチ運動や有酸素運動は、
記憶力を高めます

割り算 ヨコ式計算

① $84 \div 6 =$

② $16 \div 4 =$

③ $36 \div 3 =$

④ $64 \div 4 =$

⑤ $21 \div 7 =$

⑥ $18 \div 6 =$

⑦ $58 \div 2 =$

⑧ $63 \div 9 =$

⑨ $24 \div 4 =$

⑩ $36 \div 9 =$

⑪ $88 \div 2 =$

⑫ $90 \div 3 =$

⑬ $27 \div 9 =$

⑭ $48 \div 6 =$

⑮ $84 \div 4 =$

⑯ $60 \div 5 =$

⑰ $45 \div 5 =$

⑱ $56 \div 8 =$

⑲ $32 \div 2 =$

⑳ $42 \div 6 =$

㉑ $20 \div 5 =$

㉒ $85 \div 5 =$

㉓ $24 \div 2 =$

㉔ $69 \div 3 =$

① 2584　② 6308　③ 1794　④ 3864　⑤ 7144　⑥ 1095　⑦ 2184　⑧ 4977　⑨ 2356

078 日目

学習日　　月　　日

週に2回1時間のストレッチが
目安です

文章問題

目標：　5分
【かかった時間】
分　　秒

① 缶コーヒーを10本買うごとに1枚のカードがもらえます。カード5枚で缶コーヒー・3本と交換できます。55本の缶コーヒーを揃えるには、何本買えばいいのでしょうか？

答え

② 560個の玉の内、28個が金色で、商品券がもらえます。金色の当たりが出る確率は何％でしょうか？

答え

③ タクシーの初乗り料金は1km・420円、その後は250mごとに80円が加算されます。5.5km離れた駅までの運賃はいくらでしょうか？

答え

④ リンゴを24個集めれば、300円のお金がもらえます。2400円のお金をもらうには、何個のリンゴを集めればいいのでしょうか？

答え

076 日目 〔答え〕

①

7	3	9	19
2	8	5	15
4	1	6	11
13	12	20	+

②

3	6	4	13
9	2	7	18
8	1	5	14
20	9	16	+

③

6	3	2	11
8	7	1	16
5	4	9	18
19	14	12	+

④

4	3	6	13
7	9	1	17
2	8	5	15
13	20	12	+

週2回、1時間以上の
有酸素運動が目安です

お買い物計算

目標：　5分

【かかった時間】

　　分　　　秒

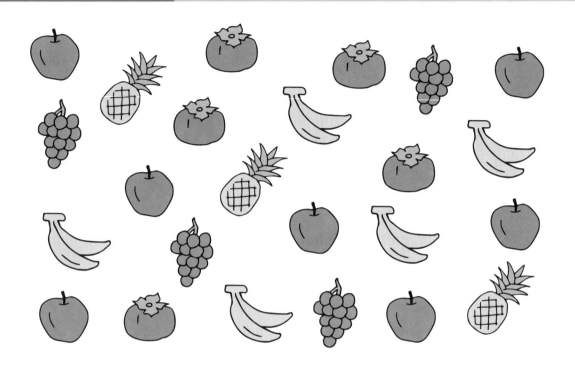

① 果実の単価を元に、それぞれすべての個数での合計金額を書いてください。

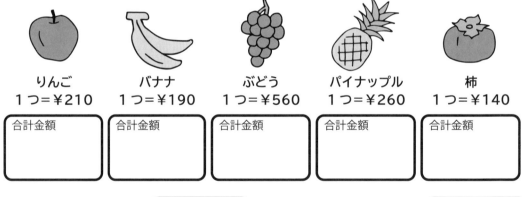

りんご	バナナ	ぶどう	パイナップル	柿
1つ＝¥210	1つ＝¥190	1つ＝¥560	1つ＝¥260	1つ＝¥140
合計金額	合計金額	合計金額	合計金額	合計金額

② りんごの単価＋バナナ単価は400円です。他に単価を足して400円になる組み合わせは何ですか？

2つの果物名

③ ぶどう3つの合計金額は、柿のいくつ分でしょうか？

柿の数

計算パズル
マッチ棒の計算式

計算が合わない間違った式が、マッチ棒で作られています。ここから、マッチ棒を1本だけ動かして、正しい計算式にしてください。マッチ棒を取り除いてはいけません。

マッチ棒の数字の形

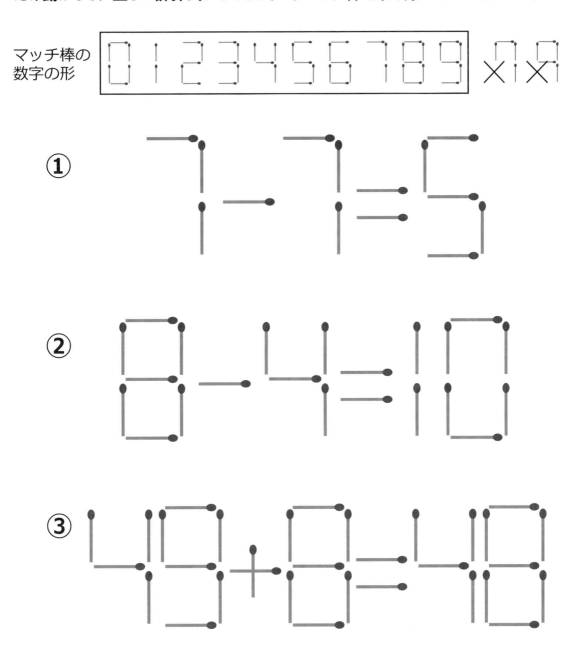

① 7-7=5

② 8-4=10

③ 49+8=48

① 50本買った時点でカードは5枚となり、缶コーヒー3本と交換できます。あと2本買い足せば55本が揃うので、全体では52本買えばいい。　② (28 ÷ 560 = 0.05) × 100 = 5%
③ 初乗り料金は1キロの後の走行は、5.5km − 1km = 4.5km = 4500m。420 + (4500 ÷ 250 × 80 = 1440) = 1860円　④ (2400 ÷ 300 = 8) × 24 = 192個

足し算 ヨコ式計算

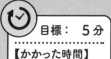

目標： 5分
【かかった時間】
　　　分　　　秒

① 91 + 13 =

② 95 + 19 =

③ 28 + 58 =

④ 94 + 32 =

⑤ 15 + 19 =

⑥ 47 + 63 =

⑦ 67 + 61 =

⑧ 78 + 56 =

⑨ 91 + 68 =

⑩ 97 + 50 =

⑪ 65 + 91 =

⑫ 29 + 82 =

⑬ 30 + 51 =

⑭ 38 + 63 =

⑮ 88 + 12 =

⑯ 53 + 35 =

⑰ 73 + 30 =

⑱ 35 + 54 =

⑲ 46 + 35 =

⑳ 80 + 98 =

㉑ 87 + 39 =

㉒ 93 + 97 =

㉓ 39 + 23 =

㉔ 78 + 86 =

①りんご 210円×7 = 1470円　バナナ 190円×5 = 950円　ぶどう 560円×4 = 2240円
パイナップル 260円×3 = 780円　柿 140円×5 = 700円　②りんごの単価 210円＋バナ
ナ単価 190円＝パイナップル単価 260円＋柿単価 140円＝ 400円　③（ぶどう 560円×
3 = 1680円）÷（柿 140円）= 12

加減算 ・虫食い算・

忙しくて余裕がない人は
ペースを落とすべき

目標： 5分

【かかった時間】

分　　秒

① □ ＋ 9 2 ＝ 1 1 7

② □ ＋ 8 6 ＝ 1 8 4

③ □ ＋ 4 7 ＝ 1 3 0

④ □ ＋ 4 3 ＝ 1 2 0

⑤ □ ＋ 7 0 ＝ 1 4 8

⑥ □ ＋ 5 1 ＝ 1 2 8

⑦ □ ＋ 8 3 ＝ 1 2 0

⑧ □ ＋ 6 6 ＝ 1 0 3

⑨ □ ＋ 6 1 ＝ 1 4 6

⑩ □ ＋ 8 5 ＝ 1 7 7

⑪ 7 7 ＋ □ ＝ 1 3 1

⑫ 5 8 ＋ □ ＝ 1 5 7

⑬ 8 1 ＋ □ ＝ 1 1 3

⑭ 1 4 ＋ □ ＝ 1 0 6

⑮ 3 9 ＋ □ ＝ 1 3 1

⑯ 8 0 ＋ □ ＝ 1 3 9

⑰ 7 1 ＋ □ ＝ 1 1 0

⑱ 7 4 ＋ □ ＝ 1 0 0

⑲ 9 7 ＋ □ ＝ 1 6 5

⑳ 6 1 ＋ □ ＝ 1 5 4

080 日目 ［答え］

①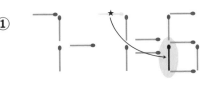

②

③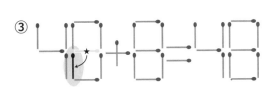

風呂に入る、昼寝をする、
早めにベッドに入る

足し算 ヨコ式計算

目標： 5分
【かかった時間】
分　　秒

① 62 + 63 =

② 68 + 93 =

③ 46 + 50 =

④ 18 + 19 =

⑤ 96 + 50 =

⑥ 27 + 75 =

⑦ 67 + 17 =

⑧ 54 + 62 =

⑨ 79 + 29 =

⑩ 56 + 97 =

⑪ 26 + 21 =

⑫ 26 + 91 =

⑬ 86 + 33 =

⑭ 91 + 95 =

⑮ 91 + 63 =

⑯ 77 + 44 =

⑰ 62 + 70 =

⑱ 84 + 96 =

⑲ 34 + 96 =

⑳ 14 + 87 =

㉑ 65 + 87 =

㉒ 65 + 15 =

㉓ 82 + 34 =

㉔ 95 + 43 =

081 日目
[答え]
① 104 ② 114 ③ 86 ④ 126 ⑤ 34 ⑥ 110 ⑦ 128 ⑧ 134 ⑨ 159 ⑩ 147 ⑪ 156 ⑫ 111
⑬ 81 ⑭ 101 ⑮ 100 ⑯ 88 ⑰ 103 ⑱ 89 ⑲ 81 ⑳ 178 ㉑ 126 ㉒ 190 ㉓ 62 ㉔ 164

計算パズル
サイコロの底の目

サイコロの目は、表と裏の数字を足すと「7」になります。見えている上＝天面の数を手掛かりにして、下＝底の数を↓の □ に書きましょう。その数字を使って計算をしてください。

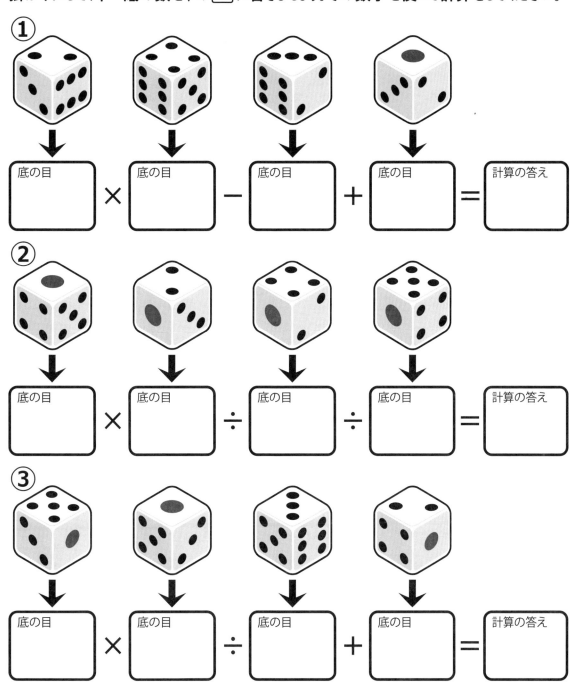

① 底の目 □ × 底の目 □ − 底の目 □ + 底の目 □ = 計算の答え □

② 底の目 □ × 底の目 □ ÷ 底の目 □ ÷ 底の目 □ = 計算の答え □

③ 底の目 □ × 底の目 □ ÷ 底の目 □ + 底の目 □ = 計算の答え □

082 日目
[答え]

① 25 ② 98 ③ 83 ④ 77 ⑤ 78 ⑥ 77 ⑦ 37 ⑧ 37 ⑨ 85 ⑩ 92 ⑪ 54 ⑫ 99 ⑬ 32 ⑭ 92
⑮ 92 ⑯ 59 ⑰ 39 ⑱ 26 ⑲ 68 ⑳ 93

93

085 日目

学習日　　月　　日

引き算　ヨコ式計算

ゲームやパズルは、
記憶力、集中力を高めます

目標： 5分
【かかった時間】
　　　分　　秒

① 75 − 54 =

② 89 − 11 =

③ 42 − 13 =

④ 94 − 59 =

⑤ 67 − 26 =

⑥ 69 − 20 =

⑦ 76 − 15 =

⑧ 97 − 83 =

⑨ 90 − 62 =

⑩ 89 − 52 =

⑪ 86 − 39 =

⑫ 79 − 75 =

⑬ 30 − 22 =

⑭ 66 − 64 =

⑮ 54 − 23 =

⑯ 85 − 20 =

⑰ 96 − 73 =

⑱ 88 − 70 =

⑲ 81 − 38 =

⑳ 39 − 23 =

㉑ 59 − 20 =

㉒ 71 − 44 =

㉓ 49 − 46 =

㉔ 95 − 87 =

083 日目
［答え］

① 125 ② 161 ③ 96 ④ 37 ⑤ 146 ⑥ 102 ⑦ 84 ⑧ 116 ⑨ 108 ⑩ 153 ⑪ 47 ⑫ 117
⑬ 119 ⑭ 186 ⑮ 154 ⑯ 121 ⑰ 132 ⑱ 180 ⑲ 130 ⑳ 101 ㉑ 152 ㉒ 80 ㉓ 116 ㉔ 138

94

ゲームやパズルでは、
認知機能の改善がみられます

加減算・虫食い算

目標：　5分

【かかった時間】

　　分　　秒

① $\boxed{} - 30 = 25$

② $\boxed{} - 25 = 11$

③ $\boxed{} - 12 = 77$

④ $\boxed{} - 64 = 21$

⑤ $\boxed{} - 35 = 17$

⑥ $\boxed{} - 44 = 20$

⑦ $\boxed{} - 56 = 39$

⑧ $\boxed{} - 62 = 36$

⑨ $\boxed{} - 26 = 63$

⑩ $\boxed{} - 25 = 25$

⑪ $\boxed{} - 14 = 24$

⑫ $\boxed{} - 14 = 30$

⑬ $63 - \boxed{} = 12$

⑭ $86 - \boxed{} = 62$

⑮ $50 - \boxed{} = 23$

⑯ $88 - \boxed{} = 55$

⑰ $46 - \boxed{} = 22$

⑱ $77 - \boxed{} = 54$

⑲ $64 - \boxed{} = 14$

⑳ $88 - \boxed{} = 33$

㉑ $95 - \boxed{} = 80$

㉒ $49 - \boxed{} = 21$

㉓ $75 - \boxed{} = 38$

㉔ $95 - \boxed{} = 81$

084 日目
［答え］

① $5 \times 3 - 4 + 6 = 17$　② $6 \times 5 \div 3 \div 2 = 5$　③ $2 \times 6 \div 4 + 5 = 8$

学習日　　月　　日

ゲームやパズルはストレスを和らげる
効果もあります

引き算 ヨコ式計算

目標： 5分
【かかった時間】
　　分　　秒

① 61 − 12 =

② 90 − 66 =

③ 64 − 39 =

④ 75 − 53 =

⑤ 82 − 67 =

⑥ 84 − 22 =

⑦ 82 − 54 =

⑧ 71 − 53 =

⑨ 85 − 58 =

⑩ 99 − 23 =

⑪ 38 − 30 =

⑫ 92 − 41 =

⑬ 43 − 14 =

⑭ 26 − 20 =

⑮ 60 − 54 =

⑯ 86 − 74 =

⑰ 67 − 30 =

⑱ 93 − 68 =

⑲ 48 − 19 =

⑳ 57 − 49 =

㉑ 86 − 50 =

㉒ 83 − 57 =

㉓ 46 − 25 =

㉔ 46 − 12 =

085 日目
〔答え〕
① 21 ② 78 ③ 29 ④ 35 ⑤ 41 ⑥ 49 ⑦ 61 ⑧ 14 ⑨ 28 ⑩ 37 ⑪ 47 ⑫ 4 ⑬ 8 ⑭ 2 ⑮ 31
⑯ 65 ⑰ 23 ⑱ 18 ⑲ 43 ⑳ 16 ㉑ 39 ㉒ 27 ㉓ 3 ㉔ 8

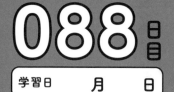
計算パズル
計算のしりとり

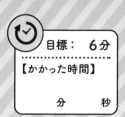
しりとりの要領で、➡ の後の数字が、前の計算の答えになるようにして、マスを埋めてください。

① 52 − ☐ ➡ 49 ÷ ☐ ➡ 7 × ☐ ➡ 56 ÷ ☐ ➡ ゴール 14

② 26 + ☐ ➡ 60 ÷ ☐ ➡ 15 − ☐ ➡ 8 × ☐ ➡ ゴール 72

③ 7 + ☐ ➡ 42 ÷ ☐ ➡ 7 + ☐ ➡ 28 ÷ ☐ ➡ ゴール 7

④ 1 + ☐ ➡ 42 − ☐ ➡ 23 + ☐ ➡ 26 ÷ ☐ ➡ ゴール 13

⑤ 47 − ☐ ➡ 18 ÷ ☐ ➡ 3 + ☐ ➡ 32 ÷ ☐ ➡ ゴール 4

⑥ 32 × ☐ ➡ 64 − ☐ ➡ 38 ÷ ☐ ➡ 2 × ☐ ➡ ゴール 30

086 日目
[答え]
① 55 ② 36 ③ 89 ④ 85 ⑤ 52 ⑥ 64 ⑦ 95 ⑧ 98 ⑨ 89 ⑩ 50 ⑪ 38 ⑫ 44 ⑬ 51 ⑭ 24
⑮ 27 ⑯ 33 ⑰ 24 ⑱ 23 ⑲ 50 ⑳ 55 ㉑ 15 ㉒ 28 ㉓ 37 ㉔ 14

ストレスの原因になる相手とは
関わらない

足し算 筆算

目標： 5分
【かかった時間】
　　　分　　　秒

① 8243
+ 1169

② 3122
+ 2046

③ 6273
+ 2481

④ 7243
+ 1375

⑤ 7046
+ 2487

⑥ 6289
+ 1437

⑦ 4829
+ 5013

⑧ 8164
+ 1457

⑨ 6271
+ 2499

⑩ 1107
+ 8167

⑪ 2659
+ 6629

⑫ 5716
+ 2467

学習日　　月　　日

半分の学習が完了、
折り返し地点です

加減算・虫食い算

目標： 5分
【かかった時間】
　　　分　　秒

①
$$\begin{array}{r} 8\,\square \\ +\ \square\,7 \\ \hline 1\,1\,4 \end{array}$$

②
$$\begin{array}{r} 5\,\square \\ +\ \square\,8 \\ \hline 1\,0\,5 \end{array}$$

③
$$\begin{array}{r} 6\,\square \\ +\ \square\,5 \\ \hline 1\,0\,5 \end{array}$$

④
$$\begin{array}{r} \square\,0 \\ +\ 9\,\square \\ \hline 1\,3\,4 \end{array}$$

⑤
$$\begin{array}{r} \square\,2 \\ +\ 3\,\square \\ \hline 1\,2\,3 \end{array}$$

⑥
$$\begin{array}{r} 1\,\square\,4 \\ -\ \ 9\,\square \\ \hline 4\,9 \end{array}$$

⑦
$$\begin{array}{r} 1\,\square\,1 \\ -\ \ 2\,\square \\ \hline 1\,6\,5 \end{array}$$

⑧
$$\begin{array}{r} 7\,\square \\ -\ \square\,5 \\ \hline 5\,7 \end{array}$$

⑨
$$\begin{array}{r} 1\,8\,\square \\ -\ \square\,6 \\ \hline 1\,1\,1 \end{array}$$

091

学習日　　月　　日

計算をすることが、
苦ではなくなってきていますね

引き算　　筆算

目標： 5分
【かかった時間】
　　　分　　　秒

① 　425
　－247

② 　624
　－548

③ 　426
　－389

④ 　507
　－376

⑤ 　814
　－786

⑥ 　541
　－489

⑦ 　424
　－336

⑧ 　704
　－625

⑨ 　642
　－585

⑩ 　906
　－479

⑪ 　523
　－368

⑫ 　412
　－364

089 日目
［答え］

① 9412 ② 5168 ③ 8754 ④ 8618 ⑤ 9533 ⑥ 7726 ⑦ 9842 ⑧ 9621 ⑨ 8770 ⑩ 9274
⑪ 9288 ⑫ 8183

計算パズル
10のピッタリ足し算

目標：10分
【かかった時間】
分　　秒

□に並ぶ数は、タテの行、ヨコの列の5つの数字を足した「和」です。この条件を満たすように、1～9を書き込みましょう。1～9の数字は、何回使ってもかまいません。

5			3		30
8			2	7	30
5	3				16
		3	4	9	32
9	6		2	7	33
35	29	29	15	33	

090 日目
〔答え〕

① 　8 [7]
　+ [2] 7
　——————
　1 1 4

② 　5 [7]
　+ [4] 8
　——————
　1 0 5

③ 　6 [0]
　+ [4] 5
　——————
　1 0 5

④ 　[4] 0
　+ 9 [4]
　——————
　1 3 4

⑤ 　[9] 2
　+ 3 [1]
　——————
　1 2 3

⑥ 1 [4] 4
　－ 　9 [5]
　——————
　　4 9

⑦ 1 [9] 1
　－ 　2 [6]
　——————
　1 6 5

⑧ 　7 [2]
　－ [1] 5
　——————
　5 7

⑨ 1 8 [7]
　－ [7] 6
　——————
　1 1 1

学習日　　月　　日

食べ過ぎは記憶力低下や
認知障害を招きます

掛け算 ヨコ式計算

目標： 5分
【かかった時間】
　　　　分　　秒

① 69 × 9 =

② 25 × 8 =

③ 55 × 2 =

④ 55 × 5 =

⑤ 94 × 9 =

⑥ 30 × 5 =

⑦ 16 × 6 =

⑧ 83 × 6 =

⑨ 34 × 4 =

⑩ 41 × 2 =

⑪ 59 × 4 =

⑫ 97 × 2 =

⑬ 49 × 4 =

⑭ 75 × 2 =

⑮ 53 × 9 =

⑯ 29 × 4 =

⑰ 37 × 4 =

⑱ 99 × 6 =

⑲ 60 × 8 =

⑳ 14 × 6 =

㉑ 60 × 2 =

㉒ 90 × 7 =

㉓ 93 × 7 =

㉔ 60 × 5 =

盛りつけの量を減らして、
食べ過ぎない心がけを

四則混合計算

※掛け算が先、足し算、引き算はその後で行います。

① $85 - 5 \times 4 =$

② $35 + 18 \times 5 =$

③ $82 + 17 \times 4 =$

④ $62 + 10 \times 9 =$

⑤ $51 + 8 \times 6 =$

⑥ $98 - 14 \times 7 =$

⑦ $7 \times 13 - 84 =$

⑧ $63 + 14 \times 5 =$

⑨ $77 - 17 \times 4 =$

⑩ $14 + 11 \times 6 =$

⑪ $5 \times 17 - 73 =$

⑫ $8 \times 9 - 45 =$

⑬ $85 + 15 \times 4 =$

⑭ $6 \times 16 + 42 =$

⑮ $60 - 6 \times 9 =$

⑯ $5 \times 18 - 43 =$

⑰ $22 + 9 \times 11 =$

⑱ $5 \times 16 + 42 =$

⑲ $6 \times 4 - 20 =$

⑳ $8 \times 8 + 28 =$

092 日目
［答え］

5	7	8	3	7	30
8	5	8	2	7	30
5	3	1	4	3	16
8	8	3	4	9	32
9	6	9	2	7	33
35	29	29	15	33	

ビュッフェやお代わり自由の店は
避けるなどの工夫を

掛け算　筆算

目標：5分

【かかった時間】

分　　秒

① 376
× 47

② 257
× 94

③ 364
× 23

④ 196
× 69

⑤ 289
× 57

⑥ 457
× 36

⑦ 160
× 39

⑧ 564
× 78

⑨ 948
× 53

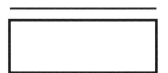
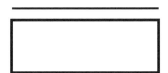

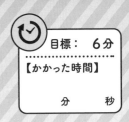

計算パズル
計算あみだくじ

目標： 6分
【かかった時間】
　　　分　　　秒

上の数字からスタートして、あみだくじの要領で進んでください。途中、枠にぶつかったら、その指示に従って計算をしてください。下に到着したら、計算の答えを書きましょう。

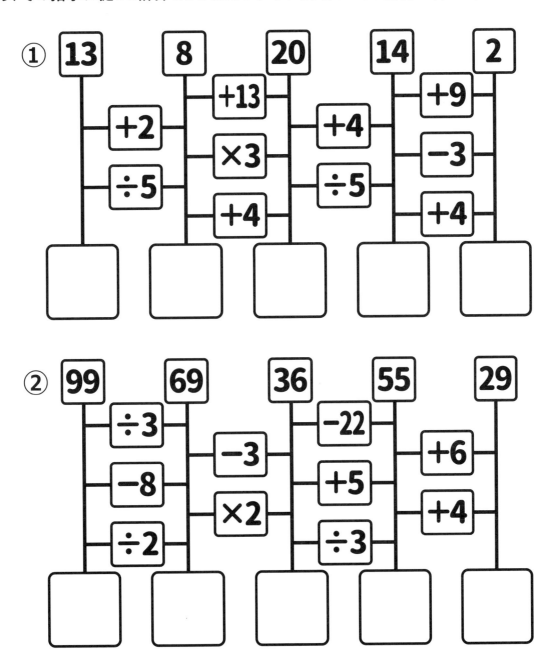

脳を最適に保つには
安定したエネルギー供給が重要

割り算 **ヨコ式計算**

① 70 ÷ 5 =

② 44 ÷ 4 =

③ 28 ÷ 2 =

④ 60 ÷ 4 =

⑤ 28 ÷ 2 =

⑥ 70 ÷ 2 =

⑦ 98 ÷ 7 =

⑧ 90 ÷ 6 =

⑨ 45 ÷ 9 =

⑩ 58 ÷ 2 =

⑪ 56 ÷ 8 =

⑫ 56 ÷ 7 =

⑬ 45 ÷ 5 =

⑭ 85 ÷ 5 =

⑮ 86 ÷ 2 =

⑯ 14 ÷ 2 =

⑰ 12 ÷ 6 =

⑱ 14 ÷ 7 =

⑲ 84 ÷ 6 =

⑳ 42 ÷ 7 =

㉑ 64 ÷ 8 =

㉒ 96 ÷ 3 =

㉓ 52 ÷ 4 =

㉔ 40 ÷ 8 =

095 日目
［答え］

① 17672 ② 24158 ③ 8372 ④ 13524 ⑤ 16473 ⑥ 16452 ⑦ 6240 ⑧ 43992 ⑨ 50244

口さみしいなら、
無塩のナッツ類で脳に栄養を

文章問題

① 所持金8000円から、タクシー代2500円、食料品3650円、クリーニング代1250円を支払いました。今、いくら残っているでしょうか？

答え

② 猫の体重は2.5kgです。犬の体重は猫の2倍、ねずみの体重は猫の5分の1です。3匹の体重の合計は何kgでしょうか？

答え

③ 5分で15cm進むカタツムリは、50分後には何cm進むのでしょうか？ただし、15分進むごとに5分間、休憩して止まっています。

答え

④ 居酒屋で3人が飲食しました。合計金額は12000円でしたが、サービス券で2割引きとなりました。その金額を3人で割り勘します。1人当たりの支払い金額はいくらでしょうか？

答え

096 日目
［答え］

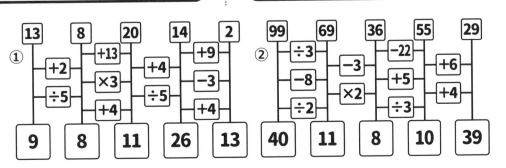

脳トレは、あなたの良い習慣として
定着しています

お買い物計算

A

ノート・鉛筆・消しゴム＝¥140

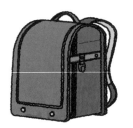

ランドセル
A＋25460円

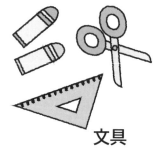

文具
A×3

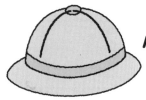

帽子
A×12

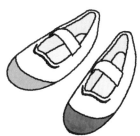

上靴
（A＋500円）×2

① A＝ノート・鉛筆・消しゴム＝¥140 です。それぞれの価格はいくらでしょうか？

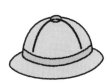

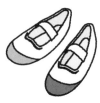
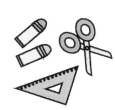

帽子の金額	ランドセルの金額	上靴の金額	文具の金額

② おじいちゃんが A の3
点に加えて、帽子と上靴
を買いました。合計金額
はいくらでしょうか？

合計金額

③おばあちゃんがラン
ドセルと文具を買いま
した。合計金額はいく
らでしょうか？

合計金額

計・算・パ・ズ・ル
魔法陣

マスに、1～16の数字を1つずつ書き込んでください。そのとき、タテ、ヨコ、対角線、それぞれに並んでいる4つの数字を足した合計＝和が、どこも「34」になるようにしてください。

①

	14	7		34
		1		34
5			2	34
	3		8	34
34	34	34	34	34

②

	8		10	34
16	9			34
		15		34
14			7	34
34	34	34	34	34

① 8000 － 2500 － 3650 － 1250 ＝ 600円　②猫2.5 ＋（犬2.5×2＝5）＋（ねずみ2.5÷5＝0.5）＝ 8kg　③ 50分では、15分・進む／5分止まる／15分・進む／5分止まる／10分進む、となりますので、40分間進んでいます。(40 ÷ 5 ＝ 8)×15 ＝ 120cm進む　④ 12000円の2割は2400円　（12000 × 0.8 ＝ 9600）÷ 3 ＝ 3200円

101 日目

学習日　　月　　日

見事に100日目を通過、頑張っていますね！

足し算 ヨコ式計算

目標： 5分

【かかった時間】

分　　秒

① 58 + 66 =

② 61 + 61 =

③ 89 + 68 =

④ 58 + 93 =

⑤ 45 + 24 =

⑥ 75 + 62 =

⑦ 62 + 49 =

⑧ 20 + 74 =

⑨ 51 + 72 =

⑩ 82 + 85 =

⑪ 80 + 50 =

⑫ 60 + 87 =

⑬ 86 + 57 =

⑭ 53 + 54 =

⑮ 97 + 12 =

⑯ 93 + 78 =

⑰ 74 + 67 =

⑱ 83 + 41 =

⑲ 37 + 67 =

⑳ 93 + 53 =

㉑ 43 + 37 =

㉒ 70 + 24 =

㉓ 51 + 30 =

㉔ 87 + 86 =

① A＝ノート・鉛筆・消しゴム＝ 140円 帽子 140×12 ＝ 1680円 ランドセル 140 ＋ 25460 ＝ 25600円 上靴（140 ＋ 500 ＝ 640）×2 ＝ 1280円 文具 140×3 ＝ 420円　② A140 円＋帽子 1680円＋上靴 1280円＝ 3100円　③ランドセル 25600円＋文具 420円＝ 26020円

学習日　　月　　日

きちんと脳トレを続けられる
あなたの脳は若返っている

加減算・虫食い算

目標：5分
【かかった時間】
　　　分　　　秒

① □ ＋ 6 1 ＝ 1 1 4

② □ ＋ 6 8 ＝ 1 3 1

③ □ ＋ 6 3 ＝ 1 6 1

④ □ ＋ 7 7 ＝ 1 2 1

⑤ □ ＋ 4 4 ＝ 1 1 2

⑥ □ ＋ 8 0 ＝ 1 0 5

⑦ □ ＋ 5 0 ＝ 1 2 2

⑧ □ ＋ 8 8 ＝ 1 1 7

⑨ □ ＋ 7 5 ＝ 1 5 5

⑩ □ ＋ 2 1 ＝ 1 1 9

⑪ 6 6 ＋ □ ＝ 1 2 4

⑫ 1 7 ＋ □ ＝ 1 0 7

⑬ 6 4 ＋ □ ＝ 1 3 8

⑭ 9 3 ＋ □ ＝ 1 1 8

⑮ 2 7 ＋ □ ＝ 1 0 3

⑯ 8 5 ＋ □ ＝ 1 4 0

⑰ 5 2 ＋ □ ＝ 1 3 6

⑱ 3 9 ＋ □ ＝ 1 1 2

⑲ 3 6 ＋ □ ＝ 1 0 0

⑳ 5 3 ＋ □ ＝ 1 4 1

100日目
［答え］

①

4	14	7	9	34
12	6	1	15	34
5	11	16	2	34
13	3	10	8	34
34	34	34	34	34

②

3	8	13	10	34
16	9	4	5	34
1	6	15	12	34
14	11	2	7	34
34	34	34	34	34

自分から進んで行う学習だからこそ、
価値がある

足し算 ヨコ式計算

① 25 + 40 =

② 52 + 50 =

③ 35 + 46 =

④ 46 + 77 =

⑤ 41 + 33 =

⑥ 21 + 55 =

⑦ 41 + 51 =

⑧ 88 + 58 =

⑨ 67 + 57 =

⑩ 26 + 35 =

⑪ 11 + 77 =

⑫ 44 + 44 =

⑬ 67 + 47 =

⑭ 99 + 76 =

⑮ 38 + 22 =

⑯ 79 + 81 =

⑰ 91 + 56 =

⑱ 88 + 70 =

⑲ 11 + 24 =

⑳ 75 + 84 =

㉑ 90 + 92 =

㉒ 53 + 58 =

㉓ 92 + 76 =

㉔ 43 + 28 =

101 日目 [答え]

① 124 ② 122 ③ 157 ④ 151 ⑤ 69 ⑥ 137 ⑦ 111 ⑧ 94 ⑨ 123 ⑩ 167 ⑪ 130 ⑫ 147
⑬ 143 ⑭ 107 ⑮ 109 ⑯ 171 ⑰ 141 ⑱ 124 ⑲ 104 ⑳ 146 ㉑ 80 ㉒ 94 ㉓ 81 ㉔ 173

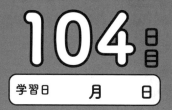

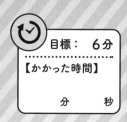

目標： 6分

【かかった時間】

分　　　秒

計・算・パ・ズ・ル
コレって何時？

最初に時計の時間を読んで、文で問われている時刻を答えましょう。1時、2時、3時……11時、12時と数え、12時の次は1時とします。

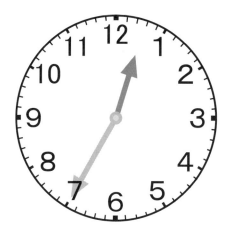

①時計の時刻は？

　　　　　　時　　　　　　分

②1時間30分前の時刻は？

　　　　　　時　　　　　　分

③45分後の時刻は？

　　　　　　時　　　　　　分

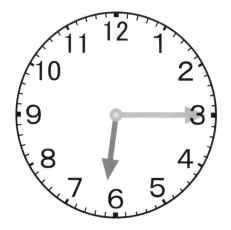

④時計の時刻は？

　　　　　　時　　　　　　分

⑤1時間40分後の時刻は？

　　　　　　時　　　　　　分

⑥50分前の時刻は？

　　　　　　時　　　　　　分

① 53 ② 63 ③ 98 ④ 44 ⑤ 68 ⑥ 25 ⑦ 72 ⑧ 29 ⑨ 80 ⑩ 98 ⑪ 58 ⑫ 90 ⑬ 74 ⑭ 25 ⑮ 76 ⑯ 55 ⑰ 84 ⑱ 73 ⑲ 64 ⑳ 88

きびきびとしたペースのウォーキングは
良い効果あり

引き算 ヨコ式計算

目標： 5分
【かかった時間】
　　　分　　　秒

① 492 − 86 =

② 468 − 13 =

③ 422 − 25 =

④ 375 − 53 =

⑤ 749 − 66 =

⑥ 654 − 17 =

⑦ 515 − 39 =

⑧ 686 − 43 =

⑨ 923 − 27 =

⑩ 211 − 74 =

⑪ 933 − 74 =

⑫ 881 − 11 =

⑬ 529 − 53 =

⑭ 867 − 16 =

⑮ 631 − 97 =

⑯ 687 − 13 =

⑰ 118 − 24 =

⑱ 797 − 73 =

⑲ 226 − 41 =

⑳ 762 − 70 =

㉑ 186 − 92 =

㉒ 553 − 84 =

㉓ 210 − 88 =

㉔ 363 − 16 =

103 日目 [答え]

① 65 ② 102 ③ 81 ④ 123 ⑤ 74 ⑥ 76 ⑦ 92 ⑧ 146 ⑨ 124 ⑩ 61 ⑪ 88 ⑫ 88 ⑬ 114
⑭ 175 ⑮ 60 ⑯ 160 ⑰ 147 ⑱ 158 ⑲ 35 ⑳ 159 ㉑ 182 ㉒ 111 ㉓ 168 ㉔ 71

ジョギングは、
40分行うことが目安です

加減算・虫食い算

目標：5分

【かかった時間】

　　　分　　　秒

① $\boxed{} - 24 = 43$　⑬ $72 - \boxed{} = 10$

② $\boxed{} - 65 = 11$　⑭ $97 - \boxed{} = 80$

③ $\boxed{} - 57 = 25$　⑮ $61 - \boxed{} = 48$

④ $\boxed{} - 73 = 11$　⑯ $79 - \boxed{} = 42$

⑤ $\boxed{} - 33 = 36$　⑰ $42 - \boxed{} = 21$

⑥ $\boxed{} - 18 = 26$　⑱ $63 - \boxed{} = 36$

⑦ $\boxed{} - 15 = 59$　⑲ $96 - \boxed{} = 64$

⑧ $\boxed{} - 16 = 23$　⑳ $99 - \boxed{} = 24$

⑨ $\boxed{} - 55 = 23$　㉑ $60 - \boxed{} = 15$

⑩ $\boxed{} - 21 = 48$　㉒ $97 - \boxed{} = 77$

⑪ $\boxed{} - 43 = 27$　㉓ $24 - \boxed{} = 12$

⑫ $\boxed{} - 61 = 38$　㉔ $96 - \boxed{} = 55$

104日目
[答え]

① 12時35分　② 11時5分　③ 1時20分

④ 6時15分　⑤ 7時55分　⑥ 5時25分

ウォーキングやジョギングは、
認知症の悪影響を抑制

引き算 ヨコ式計算

目標：5分
【かかった時間】
分　　秒

① $702-84=$ 　

② $796-57=$ 　

③ $365-43=$ 　

④ $223-68=$ 　

⑤ $455-93=$ 　

⑥ $166-61=$ 　

⑦ $112-18=$ 　

⑧ $149-12=$ 　

⑨ $945-56=$ 　

⑩ $602-98=$ 　

⑪ $713-78=$ 　

⑫ $987-56=$ 　

⑬ $788-23=$ 　

⑭ $833-29=$ 　

⑮ $699-45=$ 　

⑯ $917-49=$ 　

⑰ $769-92=$ 　

⑱ $853-74=$ 　

⑲ $338-25=$ 　

⑳ $166-79=$ 　

㉑ $545-55=$ 　

㉒ $941-93=$ 　

㉓ $431-62=$ 　

㉔ $587-30=$ 　

105 日目
［答え］
① 406 ② 455 ③ 397 ④ 322 ⑤ 683 ⑥ 637 ⑦ 476 ⑧ 643 ⑨ 896 ⑩ 137 ⑪ 859 ⑫ 870
⑬ 476 ⑭ 851 ⑮ 534 ⑯ 674 ⑰ 94 ⑱ 724 ⑲ 185 ⑳ 692 ㉑ 94 ㉒ 469 ㉓ 122 ㉔ 347

計算パズル
計算ナンプレ

例では、タテの行、ヨコの列に 1 ～ 6 の数字が1つずつ並んでいます。太い線で囲まれた図形の中にある小さな数字は、それぞれの図形の中の数字を足した「和＝合計」です。
和を手がかりにして、タテの行、ヨコの列に 1 ～ 6 の数字が1つずつ並ぶように配置してください。

例

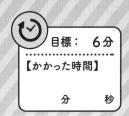

15 6	7 4	2	10 3	1	11 5
3	10 5	1	6	2	4
1	3	10 6	4	12 5	6 2
5	2	9 4	1	6	3
12 4	6	5	2	5 3	1
2	25 1	3	5	10 4	6

13 **2**		**5**	7		7
7	**3**	10	**5**	13	**6**
4	**1**		**6**		9
14 **5**		12 **6**	**1**		
	9 **4**	**3**		14 **6**	
	5	7		**4**	**1**

106日目
〔答え〕
① 67 ② 76 ③ 82 ④ 84 ⑤ 69 ⑥ 44 ⑦ 74 ⑧ 39 ⑨ 78 ⑩ 69 ⑪ 70 ⑫ 99 ⑬ 62 ⑭ 17
⑮ 13 ⑯ 37 ⑰ 21 ⑱ 27 ⑲ 32 ⑳ 75 ㉑ 45 ㉒ 20 ㉓ 12 ㉔ 41

117

エレベーターやエスカレーター
ではなく階段を使う

足し算　筆算

目標： 5分
【かかった時間】
　　　分　　　秒

①
$$9759 + 9525$$

②
$$8864 + 5131$$

③
$$2190 + 4170$$

④
$$5340 + 1269$$

⑤
$$7243 + 7804$$

⑥
$$4721 + 6523$$

⑦
$$3668 + 8289$$

⑧
$$9581 + 4361$$

⑨
$$2462 + 1932$$

⑩
$$3098 + 2241$$

⑪
$$9037 + 4222$$

⑫
$$2153 + 4397$$

107日目
［答え］

① 618 ② 739 ③ 322 ④ 155 ⑤ 362 ⑥ 105 ⑦ 94 ⑧ 137 ⑨ 889 ⑩ 504 ⑪ 635 ⑫ 931
⑬ 765 ⑭ 804 ⑮ 654 ⑯ 868 ⑰ 677 ⑱ 779 ⑲ 313 ⑳ 87 ㉑ 490 ㉒ 848 ㉓ 369 ㉔ 557

118

屋外に出て新鮮な空気を吸ってみましょう

加減算・虫食い算

①
```
   4 □
+  □ 1
-------
 1 3 9
```

②
```
   9 □
+  □ 0
-------
 1 4 4
```

③
```
   9 □
+  □ 9
-------
 1 9 5
```

④
```
   □ 8
+  4 □
-------
 1 1 5
```

⑤
```
   □ 1
+  3 □
-------
 1 1 9
```

⑥
```
 1 □ 1
-  1 □
-------
 1 0 5
```

⑦
```
   □ 3
-  4 □
-------
   4 9
```

⑧
```
   3 □
-  □ 5
-------
     7
```

⑨
```
 1 4 □
-  □ 9
-------
 1 1 6
```

¹³2	6	5	3	4	⁷1
⁷4	3	¹⁰1	5	¹³2	6
⁴3	1	4	6	5	⁷2
¹⁴5	2	¹²6	1	3	4
1	⁹4	3	2	¹⁴6	5
6	5	⁷2	4	1	3

119

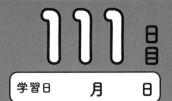

新鮮な空気は、ストレスホルモンの
レベルを下げる

引き算　筆算

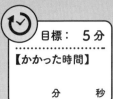

目標：5分

【かかった時間】

分　　秒

① 9483
－7156

② 9364
－8253

③ 6437
－2419

④ 8683
－4924

⑤ 6613
－2837

⑥ 7429
－1549

⑦ 5182
－4396

⑧ 6728
－1869

⑨ 5583
－2674

⑩ 8249
－1294

⑪ 8267
－1539

⑫ 3527
－1767

計・算・パ・ズ・ル
ピッタリ掛け算1〜9

目標：10分
【かかった時間】
分　秒

□ に並ぶ数は、タテの行、ヨコの列の3つの数字を掛けた「積」です。条件を満たすように、1〜9を書き込みましょう。1〜9の数字は、何回使ってもかまいません。

①

	3		**48**
	1		**25**
		1	**7**
10	**21**	**40**	×

②

		4	**32**
		1	**3**
	4		**36**
2	**48**	**36**	×

③

	3		**9**
1			**27**
7			**21**
7	**81**	**9**	×

④

		1	**16**
		7	**28**
3			**9**
6	**96**	**7**	×

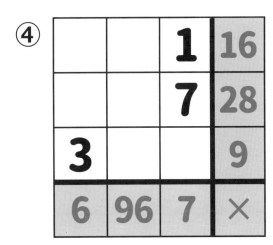

110日目
[答え]

①　4 8
＋ 9 1
　1 3 9

②　9 4
＋ 5 0
　1 4 4

③　9 6
＋ 9 9
　1 9 5

④　6 8
＋ 4 7
　1 1 5

⑤　8 1
＋ 3 8
　1 1 9

⑥ 1 2 1
－　1 6
　1 0 5

⑦　9 3
－ 4 4
　　4 9

⑧　3 2
－ 2 5
　　　7

⑨ 1 4 5
－　2 9
　1 1 6

学習日　月　日

掛け算 ヨコ式計算

目標：5分
【かかった時間】
　　分　　秒

① 1 4 × 9 =

② 7 4 × 5 =

③ 9 2 × 4 =

④ 2 4 × 6 =

⑤ 9 3 × 2 =

⑥ 6 0 × 3 =

⑦ 8 7 × 2 =

⑧ 8 9 × 2 =

⑨ 6 5 × 7 =

⑩ 5 9 × 2 =

⑪ 5 2 × 9 =

⑫ 6 4 × 2 =

⑬ 4 6 × 2 =

⑭ 5 5 × 7 =

⑮ 8 2 × 2 =

⑯ 8 4 × 7 =

⑰ 2 5 × 4 =

⑱ 3 8 × 2 =

⑲ 6 2 × 2 =

⑳ 5 6 × 6 =

㉑ 8 9 × 3 =

㉒ 9 8 × 7 =

㉓ 8 7 × 5 =

㉔ 6 4 × 9 =

111日目
［答え］

① 2327 ② 1111 ③ 4018 ④ 3759 ⑤ 3776 ⑥ 5880 ⑦ 786 ⑧ 4859 ⑨ 2909 ⑩ 6955
⑪ 6728 ⑫ 1760

1日を通して
こまめに水分補給を

四則混合計算

※割り算が先、足し算、引き算はその後で行います。

① $24 \div 6 - 4 =$

② $10 \div 2 + 6 =$

③ $20 \div 4 - 2 =$

④ $5 - 24 \div 8 =$

⑤ $4 + 48 \div 6 =$

⑥ $72 \div 9 - 3 =$

⑦ $24 \div 4 - 4 =$

⑧ $63 \div 7 + 7 =$

⑨ $14 \div 7 - 1 =$

⑩ $32 \div 4 - 5 =$

⑪ $2 + 24 \div 3 =$

⑫ $16 \div 2 - 5 =$

⑬ $5 - 45 \div 9 =$

⑭ $12 \div 4 + 6 =$

⑮ $9 - 20 \div 5 =$

⑯ $8 + 48 \div 8 =$

⑰ $20 \div 5 + 4 =$

⑱ $8 + 12 \div 6 =$

⑲ $24 \div 4 + 8 =$

⑳ $36 \div 4 - 1 =$

112日目
［答え］

①

2	3	8	48
5	1	5	25
1	7	1	7
10	21	40	×

②

2	4	4	32
1	3	1	3
1	4	9	36
2	48	36	×

③

1	3	3	9
1	9	3	27
7	3	1	21
7	81	9	×

④

2	8	1	16
1	4	7	28
3	3	1	9
6	96	7	×

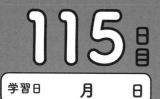
同じことばかり繰り返していると、
脳は衰える

掛け算　筆算

目標： 5分
【かかった時間】
分　秒

① 576
× 45

② 849
× 68

③ 564
× 74

④ 716
× 39

⑤ 189
× 76

⑥ 857
× 93

⑦ 362
× 65

⑧ 764
× 54

⑨ 548
× 26

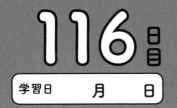

計算パズル
10を作れ！

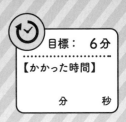

目標：6分
・・・・・・・・・・・・・・・・・・・
【かかった時間】

分　　秒

例 と同じ要領で、マスに ＋ － × ÷ のいずれかを入れて、計算の答えを「10」にしてください。

例　8 ÷ 4 ＋ 9 － 1 ＝ 10

① 5 □ 6 □ 6 □ 7 ＝ 10

② 8 □ 5 □ 7 □ 4 ＝ 10

③ 4 □ 5 □ 8 □ 9 ＝ 10

④ 1 □ 9 □ 8 □ 7 ＝ 10

⑤ 3 □ 4 □ 6 － 8 ＝ 10

⑥ 8 □ 2 □ 9 － 3 ＝ 10

114日目
[答え]

① 0 ② 11 ③ 3 ④ 2 ⑤ 12 ⑥ 5 ⑦ 2 ⑧ 16 ⑨ 1 ⑩ 3 ⑪ 10 ⑫ 3 ⑬ 0 ⑭ 9 ⑮ 5 ⑯ 14 ⑰ 8 ⑱ 10 ⑲ 14 ⑳ 8

生活を少し変えるだけで
脳は活性化します

割り算 ヨコ式計算

目標： 5分
【かかった時間】
分　　秒

① 20 ÷ 2 =

② 36 ÷ 2 =

③ 77 ÷ 7 =

④ 28 ÷ 4 =

⑤ 42 ÷ 3 =

⑥ 36 ÷ 3 =

⑦ 78 ÷ 3 =

⑧ 84 ÷ 3 =

⑨ 76 ÷ 4 =

⑩ 48 ÷ 2 =

⑪ 26 ÷ 2 =

⑫ 36 ÷ 4 =

⑬ 90 ÷ 2 =

⑭ 22 ÷ 2 =

⑮ 82 ÷ 2 =

⑯ 48 ÷ 6 =

⑰ 80 ÷ 5 =

⑱ 80 ÷ 2 =

⑲ 12 ÷ 4 =

⑳ 72 ÷ 2 =

㉑ 60 ÷ 5 =

㉒ 70 ÷ 7 =

㉓ 63 ÷ 9 =

㉔ 35 ÷ 5 =

学習日　　　月　　　日

新しくできた近所のレストランで
外食は、良いですね

文章問題

① 5 階建てのビルがあります。各階からその上に行くときの所要時間は 90 秒です。1 階から 5 階まで上がる所要時間は、何秒でしょうか？

答え

② ひろしくんは、みきちゃんの 2 倍のお金を持っています。かずおくんはひろしくんとみきちゃんの所持金の合計と同じお金を持っています。全員の所持金が 1800 円の場合、みきちゃんの所持金はいくらでしょうか？

答え

③ 66 歳の男性、48 歳の主婦、54 歳の会社員、36 歳の看護婦がいます。平均年齢は何歳になるのでしょうか？

答え

④ 水道の基本料金は 2 か月に 1 度の徴収で 2700 円です。ガスの基本料金は毎月の徴収で 1500 円です。一年間の水道とガスの基本料金の総額はいくらでしょうか？

答え

116日目
［答え］

① $5 + 6 + 6 - 7 = 10$

② $8 + 5 - 7 + 4 = 10$

③ $4 + 5 - 8 + 9 = 10$

④ $1 \times 9 + 8 - 7 = 10$

⑤ $3 \times 4 + 6 - 8 = 10$

⑥ $8 \div 2 + 9 - 3 = 10$

119 日目

学習日　　月　　日

同じ店でも食べたことのない
メニューを頼んだり

お買い物計算

目標：　5分
【かかった時間】
　　分　　秒

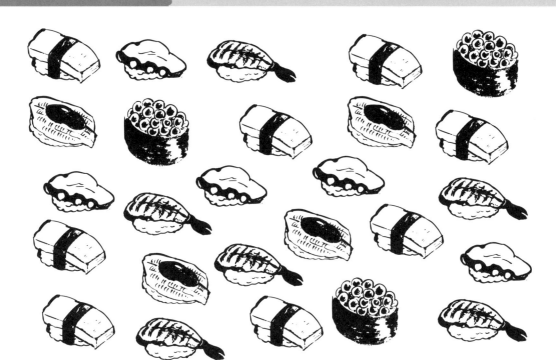

① 寿司の単価を元に、それぞれすべての個数での合計金額を書いてください。

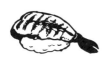

エビ	イクラ	穴子	玉子	タコ
1カン＝¥120	1カン＝¥210	1カン＝¥180	1カン＝¥90	1カン＝¥160

合計金額

合計金額

合計金額

合計金額

合計金額

② エビ2カン、穴子3
カン、タコ2カンの代
金を千円札2枚で支
払ったときのお釣りは
いくらでしょうか？

お釣りの金額

③ イクラ1カンで60
円の利益があります。
720円の利益は、イク
ラ何カン分でしょう
か？

イクラの数

計算パズル
計算スクランブル

6つの計算＝四則演算がタテ・ヨコに交差しています。マスに1〜9を1回ずつ入れて、すべての計算を成り立たせてください。ただし、**例**と同じ要領で、＋−より×÷の計算を先に行うことが条件とします。

例

＋−より ×÷ の計算が先

4	+	6	÷	2	= 7
×		×		+	
9	×	3	+	5	= 32
−		+		+	
8	+	7	+	1	= 16

= 28　= 25　= 8

①

4	+		+	8	= 13
÷		+		−	
	×		−		= 4
+		×		+	
	+		×	9	= 66

= 5　= 36　= 11

②

	−		−	1	= 0
+		×		+	
5	+		+		= 18
−		−		÷	
	+		+	2	= 13

= 4　= 51　= 3

① （1階から2階）（2階から3階）（3階から4階）（4階から5階）　90×4＝360秒
②かずおくん・1800÷2＝900円　ひろしくん：みきちゃん＝2：1だから、ひろしくん＝みきちゃん×2　みきちゃん・900÷3＝300円　③（66＋48＋54＋36＝204）÷4＝51歳　④（2700×6＝16200）＋（1500×12＝18000）＝34200円

やる前から諦めていること、ありませんか?

足し算 ヨコ式計算

① 81 + 65 = ☐

② 43 + 74 = ☐

③ 85 + 70 = ☐

④ 46 + 56 = ☐

⑤ 84 + 26 = ☐

⑥ 30 + 65 = ☐

⑦ 29 + 27 = ☐

⑧ 91 + 57 = ☐

⑨ 31 + 74 = ☐

⑩ 86 + 27 = ☐

⑪ 83 + 80 = ☐

⑫ 66 + 92 = ☐

⑬ 79 + 73 = ☐

⑭ 88 + 53 = ☐

⑮ 66 + 69 = ☐

⑯ 23 + 88 = ☐

⑰ 48 + 22 = ☐

⑱ 67 + 47 = ☐

⑲ 40 + 45 = ☐

⑳ 21 + 71 = ☐

㉑ 23 + 15 = ☐

㉒ 93 + 16 = ☐

㉓ 42 + 13 = ☐

㉔ 77 + 74 = ☐

122 日目

学習日　　月　　日

加減算・虫食い算

スマホやキャッシュレス決済なんて
無理、ですか?

目標： 6分
【かかった時間】
分　　秒

① □ + 6 9 = 1 4 8

② □ + 8 4 = 1 1 4

③ □ + 6 2 = 1 2 7

④ □ + 7 8 = 1 0 3

⑤ □ + 7 8 = 1 5 1

⑥ □ + 8 1 = 1 0 6

⑦ □ + 4 6 = 1 3 6

⑧ □ + 7 7 = 1 2 3

⑨ □ + 7 5 = 1 5 3

⑩ □ + 5 6 = 1 1 3

⑪ 9 2 + □ = 1 4 5

⑫ 7 5 + □ = 1 3 2

⑬ 5 7 + □ = 1 5 4

⑭ 9 7 + □ = 1 7 8

⑮ 6 6 + □ = 1 3 5

⑯ 9 0 + □ = 1 6 3

⑰ 9 6 + □ = 1 6 9

⑱ 9 1 + □ = 1 0 2

⑲ 9 8 + □ = 1 6 0

⑳ 8 6 + □ = 1 3 5

120 日目 [答え]

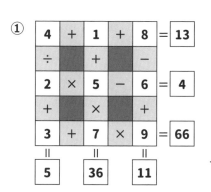

①

4	+	1	+	8	=	13
÷		+		−		
2	×	5	−	6	=	4
+		×		+		
3	+	7	×	9	=	66
=		=		=		
5		36		11		

②

7	−	6	−	1	=	0
+		×		+		
5	+	9	+	4	=	18
+		−		÷		
8	+	3	+	2	=	13
=		=		=		
4		51		3		

123 日目

学習日　　月　　日

足し算 ヨコ式計算

挑戦してから、できるかできないか を判断しては？

目標： 6分

【かかった時間】

　　分　　秒

① 85 + 37 =

② 81 + 74 =

③ 94 + 29 =

④ 16 + 61 =

⑤ 11 + 96 =

⑥ 20 + 47 =

⑦ 36 + 38 =

⑧ 65 + 33 =

⑨ 77 + 21 =

⑩ 34 + 87 =

⑪ 72 + 25 =

⑫ 93 + 27 =

⑬ 59 + 97 =

⑭ 17 + 25 =

⑮ 30 + 20 =

⑯ 97 + 86 =

⑰ 33 + 73 =

⑱ 44 + 70 =

⑲ 34 + 66 =

⑳ 87 + 20 =

㉑ 53 + 67 =

㉒ 97 + 16 =

㉓ 77 + 13 =

㉔ 55 + 76 =

121 日目
［答え］

① 146 ② 117 ③ 155 ④ 102 ⑤ 110 ⑥ 95 ⑦ 56 ⑧ 148 ⑨ 105 ⑩ 113 ⑪ 163 ⑫ 158
⑬ 152 ⑭ 141 ⑮ 135 ⑯ 111 ⑰ 70 ⑱ 114 ⑲ 85 ⑳ 92 ㉑ 38 ㉒ 109 ㉓ 55 ㉔ 151

132

計算パズル
金庫をあけろ！

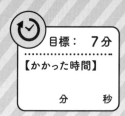

目標： 7分

【かかった時間】

分　　秒

数字を足して100になる3つのボタンを押すと金庫は開きます。同じボタンを2回押すことはできません。3つのボタンを答えのマスに書き出してください。ヒントなしで、考えてみてください。

①

38	53	50
59	45	34
27	17	29

□ ＋ □ ＋ □

＝100

②

16	44	53
3	50	57
48	39	33

□ ＋ □ ＋ □

＝100

人に会って話すと、
いろいろな信号が脳に入ってくる

引き算 ヨコ式計算

① $165 - 69 =$

② $453 - 73 =$

③ $717 - 16 =$

④ $213 - 56 =$

⑤ $701 - 74 =$

⑥ $163 - 77 =$

⑦ $338 - 70 =$

⑧ $327 - 33 =$

⑨ $678 - 23 =$

⑩ $826 - 60 =$

⑪ $538 - 43 =$

⑫ $210 - 39 =$

⑬ $298 - 92 =$

⑭ $787 - 18 =$

⑮ $149 - 58 =$

⑯ $927 - 36 =$

⑰ $631 - 87 =$

⑱ $328 - 41 =$

⑲ $867 - 50 =$

⑳ $804 - 17 =$

㉑ $363 - 38 =$

㉒ $540 - 20 =$

㉓ $491 - 35 =$

㉔ $215 - 86 =$

123 日目 [答え]
① 122 ② 155 ③ 123 ④ 77 ⑤ 107 ⑥ 67 ⑦ 74 ⑧ 98 ⑨ 98 ⑩ 121 ⑪ 97 ⑫ 120 ⑬ 156 ⑭ 42 ⑮ 50 ⑯ 183 ⑰ 106 ⑱ 114 ⑲ 100 ⑳ 107 ㉑ 120 ㉒ 113 ㉓ 90 ㉔ 131

人の表情・言葉の調子・
身振り手振りなどが信号

加減算 ・虫食い算

① □ － 1 3 ＝ 8 1　　⑪ 8 0 － □ ＝ 1 5

② □ － 2 5 ＝ 1 9　　⑫ 6 2 － □ ＝ 2 3

③ □ － 3 0 ＝ 3 1　　⑬ 6 5 － □ ＝ 1 6

④ □ － 1 7 ＝ 5 3　　⑭ 9 1 － □ ＝ 5 9

⑤ □ － 2 6 ＝ 2 8　　⑮ 8 7 － □ ＝ 4 7

⑥ □ － 4 3 ＝ 5 0　　⑯ 9 6 － □ ＝ 7 4

⑦ □ － 4 1 ＝ 4 9　　⑰ 6 5 － □ ＝ 4 9

⑧ □ － 2 6 ＝ 2 4　　⑱ 9 6 － □ ＝ 8 3

⑨ □ － 1 9 ＝ 3 1　　⑲ 7 4 － □ ＝ 4 3

⑩ □ － 1 9 ＝ 7 8　　⑳ 9 1 － □ ＝ 4 6

124 日目 ［答え］

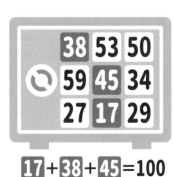

① 38 53 50 / 59 45 34 / 27 17 29
17＋38＋45＝100

② 16 44 53 / 3 50 57 / 48 39 33
3＋44＋53＝100

人がくれる信号で、
脳の広い分野を刺激できます

引き算 ヨコ式計算

目標： 6分
【かかった時間】
分　秒

① 651 − 11 =

② 453 − 70 =

③ 313 − 44 =

④ 209 − 42 =

⑤ 511 − 54 =

⑥ 939 − 71 =

⑦ 275 − 21 =

⑧ 992 − 37 =

⑨ 815 − 56 =

⑩ 698 − 66 =

⑪ 302 − 32 =

⑫ 855 − 13 =

⑬ 248 − 74 =

⑭ 187 − 89 =

⑮ 512 − 27 =

⑯ 230 − 18 =

⑰ 258 − 81 =

⑱ 192 − 85 =

⑲ 827 − 82 =

⑳ 590 − 29 =

㉑ 805 − 89 =

㉒ 656 − 75 =

㉓ 151 − 71 =

㉔ 744 − 24 =

125 日目
[答え]
① 96 ② 380 ③ 701 ④ 157 ⑤ 627 ⑥ 86 ⑦ 268 ⑧ 294 ⑨ 655 ⑩ 766 ⑪ 495 ⑫ 171
⑬ 206 ⑭ 769 ⑮ 91 ⑯ 891 ⑰ 544 ⑱ 287 ⑲ 817 ⑳ 787 ㉑ 325 ㉒ 520 ㉓ 456 ㉔ 129

計算パズル
足し算三角形

例と同じように、三角形の頂点○2つを足すと、辺にある□の数字になるように、数を書き込みましょう。

例

⑭

31 + 29

⑰　32　⑮

①
39 + □
○　31　⑥

②
31 + 46
⑩　□　○

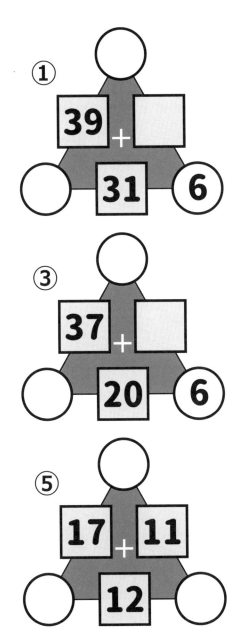

③
37 + □
○　20　⑥

④
42 + 32
○　□　⑧

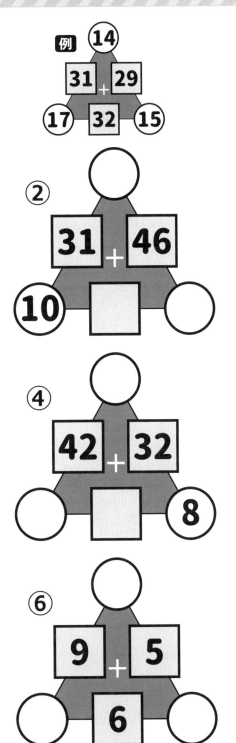

⑤
17 + 11
○　12　○

⑥
9 + 5
○　6　○

126日目
［答え］

① 94 ② 44 ③ 61 ④ 70 ⑤ 54 ⑥ 93 ⑦ 90 ⑧ 50 ⑨ 50 ⑩ 97 ⑪ 65 ⑫ 39 ⑬ 49 ⑭ 32
⑮ 40 ⑯ 22 ⑰ 16 ⑱ 13 ⑲ 31 ⑳ 45

絵を描く、楽器を演奏する、
習ってみるは良い刺激

足し算　筆算

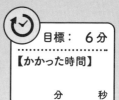

目標：6分
【かかった時間】
　　分　　秒

① 1501
  +2993

② 7702
  +3877

③ 3310
  +6367

④ 5071
  +8292

⑤ 5325
  +8643

⑥ 9295
  +2167

⑦ 2271
  +4301

⑧ 9922
  +6243

⑨ 1731
  +3976

⑩ 8904
  +4181

⑪ 7018
  +1937

⑫ 3772
  +9711

127 日目
［答え］
① 640 ② 383 ③ 269 ④ 167 ⑤ 457 ⑥ 868 ⑦ 254 ⑧ 955 ⑨ 759 ⑩ 632 ⑪ 270 ⑫ 842
⑬ 174 ⑭ 98 ⑮ 485 ⑯ 212 ⑰ 177 ⑱ 107 ⑲ 745 ⑳ 561 ㉑ 716 ㉒ 581 ㉓ 80 ㉔ 720

学習日　　月　　日

教わる、発表する、
評価を受けることで脳が活性化

加減算・虫食い算

目標：　6分
【かかった時間】
　　　分　　　秒

① 　9□
　+　□3
　―――
　　143

② 　8□
　+　□8
　―――
　　151

③ 　4□
　+　□0
　―――
　　103
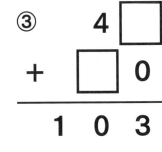

④ 　□6
　+　5□
　―――
　　140

⑤ 　□8
　+　6□
　―――
　　117

⑥ 　1□6
　-　7□
　―――
　　119
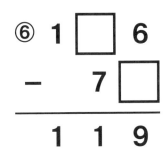

⑦ 　1□4
　-　2□
　―――
　　172

⑧ 　15□
　-　□1
　―――
　　112

⑨ 　11□
　-　□8
　―――
　　79
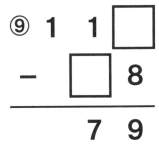

128日目
［答え］

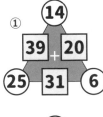
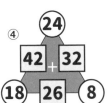
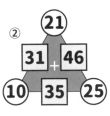
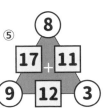
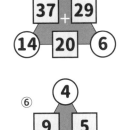

139

夕食は、就寝3時間前に済ませることが目安です

引き算　筆算

目標：6分
【かかった時間】
分　秒

① 8246
－1278

② 8245
－1654

③ 8379
－1248

④ 6861
－3850

⑤ 8153
－1576

⑥ 3761
－1849

⑦ 8270
－1623

⑧ 4925
－2716

⑨ 8162
－1567

⑩ 9887
－6415

⑪ 8134
－1053

⑫ 7546
－2483

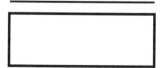

計算パズル
計算ピラミッド

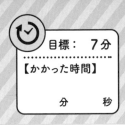

目標： 7分

【かかった時間】

　　　分　　　秒

隣り合う2つの数字を足した和が、2つの数字のまん中で1段上に来るようにして、計算のピラミッドを作ってください。

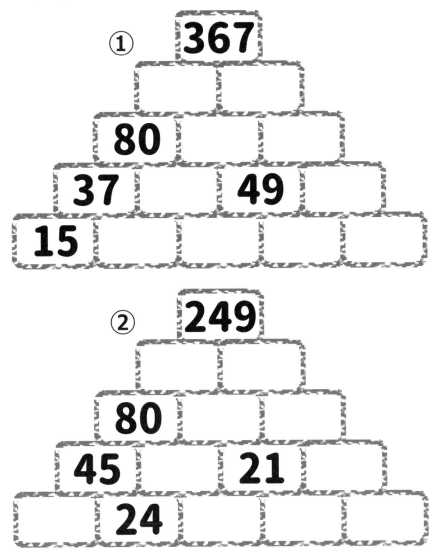

① 367

80

37　　49

15

② 249

80

45　　21

24

130日目
［答え］

①	9	0
+	5	3
1	4	3

②	8	3
+	6	8
1	5	1

③	4	3
+	6	0
1	0	3

④	8	6
+	5	4
1	4	0

⑤	4	8
+	6	9
1	1	7

⑥ 1	9	6
−	7	7
1	1	9

⑦ 1	9	4
−	2	2
1	7	2

⑧ 1	5	3
−	4	1
1	1	2

⑨ 1	1	7
−	3	8
	7	9

穀物、ナッツ類、野菜、豆、
果物などは積極的に摂る

掛け算 ヨコ式計算

① $39 \times 6 =$

② $85 \times 3 =$

③ $42 \times 7 =$

④ $42 \times 4 =$

⑤ $18 \times 8 =$

⑥ $34 \times 6 =$

⑦ $99 \times 4 =$

⑧ $69 \times 2 =$

⑨ $28 \times 3 =$

⑩ $74 \times 3 =$

⑪ $12 \times 3 =$

⑫ $57 \times 3 =$

⑬ $55 \times 3 =$

⑭ $32 \times 5 =$

⑮ $93 \times 5 =$

⑯ $93 \times 8 =$

⑰ $47 \times 8 =$

⑱ $98 \times 8 =$

⑲ $24 \times 9 =$

⑳ $23 \times 4 =$

㉑ $78 \times 4 =$

㉒ $50 \times 8 =$

㉓ $66 \times 6 =$

㉔ $29 \times 4 =$

131 日目
［答え］

① 6968 ② 6591 ③ 7131 ④ 3011 ⑤ 6577 ⑥ 1912 ⑦ 6647 ⑧ 2209 ⑨ 6595 ⑩ 3472
⑪ 7081 ⑫ 5063

たんぱく質は、魚や肉から
バランスよく摂る

四則混合計算

目標： 6分
【かかった時間】
分　　秒

※掛け算が先、足し算、引き算はその後で行います。

① $5 \times 9 - 34 =$

② $79 + 15 \times 2 =$

③ $16 - 7 \times 2 =$

④ $17 + 13 \times 7 =$

⑤ $3 \times 9 - 27 =$

⑥ $9 \times 10 - 43 =$

⑦ $28 + 5 \times 3 =$

⑧ $29 - 9 \times 2 =$

⑨ $94 - 16 \times 3 =$

⑩ $6 \times 15 + 56 =$

⑪ $5 \times 10 - 42 =$

⑫ $3 \times 15 + 24 =$

⑬ $65 + 8 \times 12 =$

⑭ $12 \times 8 + 20 =$

⑮ $94 - 9 \times 5 =$

⑯ $64 - 18 \times 3 =$

⑰ $7 \times 7 - 43 =$

⑱ $6 \times 7 + 30 =$

⑲ $5 \times 17 + 82 =$

⑳ $3 \times 9 - 14 =$

132 日目 ［答え］

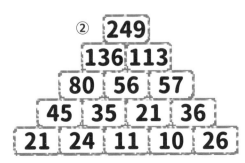

① 367 / 172 195 / 80 92 103 / 37 43 49 54 / 15 22 21 28 26

② 249 / 136 113 / 80 56 57 / 45 35 21 36 / 21 24 11 10 26

炭水化物ばかりの食生活は厳禁です！

掛け算 筆算

目標： 6分

【かかった時間】

　　　分　　　秒

① 783
× 80

② 372
× 84

③ 822
× 25

④ 469
× 83

⑤ 324
× 59

⑥ 433
× 75

⑦ 193
× 78

⑧ 791
× 58

⑨ 392
× 47

計算パズル
ピッタリ足し算1〜9

目標： 7分

【かかった時間】
　　分　　秒

□に並ぶ数は、タテの行、ヨコの列の3つの数字を足した「和」です。条件を満たすように、1〜9を書き込みましょう。それぞれの数字は1回ずつ使うこととします。

①
7			17
		4	15
	3		13
22	10	13	+

②
		8	13
3			11
	9		21
11	19	15	+

③
4			15
		1	12
	5		18
20	15	10	+

④
		7	17
9			18
	1		10
17	14	14	+

① 11 ② 109 ③ 2 ④ 108 ⑤ 0 ⑥ 47 ⑦ 43 ⑧ 11 ⑨ 46 ⑩ 146 ⑪ 8 ⑫ 69 ⑬ 161 ⑭ 116
⑮ 49 ⑯ 10 ⑰ 6 ⑱ 72 ⑲ 167 ⑳ 13

物がなくなったり、壊れたりしても、嘆かないで

割り算 ［ヨコ式計算］

① $448 \div 4 =$ ☐

② $531 \div 9 =$ ☐

③ $536 \div 2 =$ ☐

④ $142 \div 2 =$ ☐

⑤ $130 \div 5 =$ ☐

⑥ $896 \div 4 =$ ☐

⑦ $240 \div 8 =$ ☐

⑧ $528 \div 3 =$ ☐

⑨ $815 \div 5 =$ ☐

⑩ $657 \div 9 =$ ☐

⑪ $468 \div 4 =$ ☐

⑫ $500 \div 5 =$ ☐

⑬ $192 \div 6 =$ ☐

⑭ $144 \div 3 =$ ☐

⑮ $672 \div 8 =$ ☐

⑯ $940 \div 5 =$ ☐

⑰ $856 \div 4 =$ ☐

⑱ $808 \div 4 =$ ☐

⑲ $381 \div 3 =$ ☐

⑳ $796 \div 2 =$ ☐

㉑ $246 \div 6 =$ ☐

㉒ $834 \div 6 =$ ☐

㉓ $516 \div 4 =$ ☐

㉔ $427 \div 7 =$ ☐

135日目 [答え]
① 62640 ② 31248 ③ 20550 ④ 38927 ⑤ 19116 ⑥ 32475 ⑦ 15054 ⑧ 45878
⑨ 18424

遺失は、新しい物に出合える
チャンスだと前向きに

文章問題

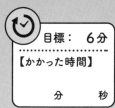
① クッキー65個、キャンディ85個を5人の子供に等しい数で分けます。1人当たりのクッキー、キャンディは何個ずつでしょうか?

答え

② 63kgのかず子さんはダイエットを頑張って8kg減らしました。そこから3kg、リバウンドで増えて、また頑張って6kg減らしました。かず子さんの今の体重は何kgでしょうか?

答え

③ 作業員は、1時間に25個のレンガを積み上げることができます。一日目は一人で5時間、二日目に二人で3時間の作業をしました。レンガは何個、積みあがっているのでしょうか?

答え

④ 1秒間に2m進むウサギが、1秒間に20cm進むカメを追いかけています。2匹の距離の差は18m。ウサギは何秒後にカメに追いつくのでしょうか?

答え

136 日目
[答え]

①

7	2	8	17
6	5	4	15
9	3	1	13
22	10	13	＋

②

1	4	8	13
3	6	2	11
7	9	5	21
11	19	15	＋

③

4	8	3	15
9	2	1	12
7	5	6	18
20	15	10	＋

④

2	8	7	17
9	5	4	18
6	1	3	10
17	14	14	＋

困ったときも、ポジティブに考えると
脳が元気になる

お買い物計算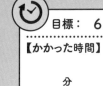

目標：　6分
【かかった時間】
　　　　分　　秒

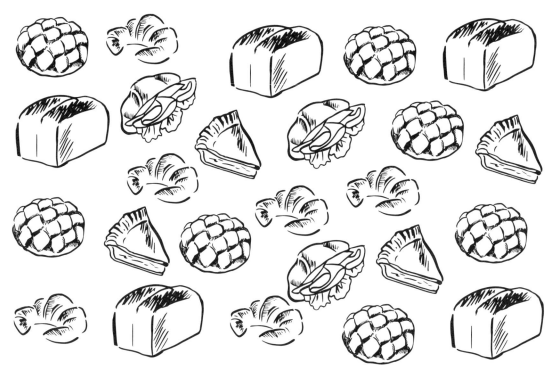

① 食べ物の単価を元に、それぞれすべての個数での合計金額を書いてください。

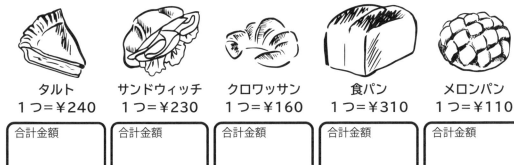

タルト 1つ＝¥240	サンドウィッチ 1つ＝¥230	クロワッサン 1つ＝¥160	食パン 1つ＝¥310	メロンパン 1つ＝¥110
合計金額	合計金額	合計金額	合計金額	合計金額

② タルト2つ、メロンパン1つの代金を千円札で支払ったときのお釣りはいくらでしょうか？

お釣りの金額

③ 食パン3つで1つ無料でもらえます。8つの合計金額はいくらでしょうか？

合計金額

① 112 ② 59 ③ 268 ④ 71 ⑤ 26 ⑥ 224 ⑦ 30 ⑧ 176 ⑨ 163 ⑩ 73 ⑪ 117 ⑫ 100 ⑬ 32
⑭ 48 ⑮ 84 ⑯ 188 ⑰ 214 ⑱ 202 ⑲ 127 ⑳ 398 ㉑ 41 ㉒ 139 ㉓ 129 ㉔ 61

140日目

学習日　　月　　日

計算パズル
マッチ棒の計算式

目標： 7分

【かかった時間】

分　　秒

計算が合わない間違った式が、マッチ棒で作られています。ここから、マッチ棒を1本だけ動かして、正しい計算式にしてください。マッチ棒を取り除いてはいけません。

マッチ棒の
数字の形

| 0 1 2 3 4 5 6 7 8 9 | × ÷ ＋ ー |

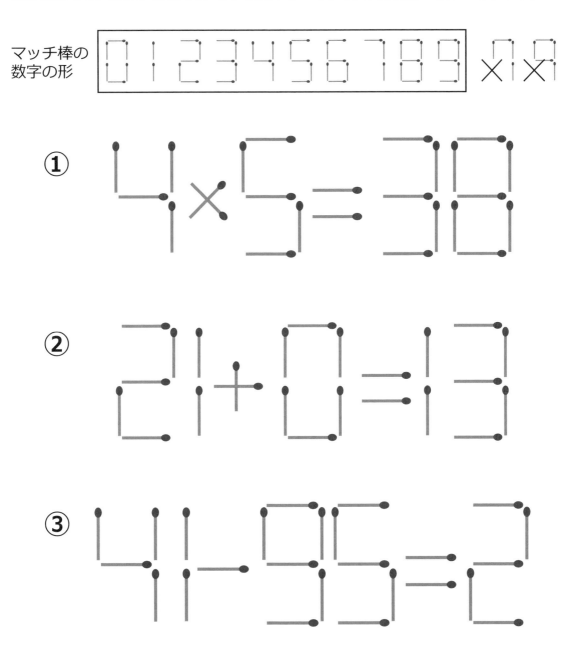

① 4 × 5 = 38

② 21 ＋ 0 = 13

③ 41 ー 95 = 2

①クッキー 65 ÷ 5 ＝ 13 個、キャンディ 85 ÷ 5 ＝ 17 個　②63 － 8 ＋ 3 － 6 ＝ 52kg　③（25 × 5 ＝ 125）＋（25 × 3 × 2 ＝ 150）＝ 275 個　④2m ＝ 200cm　18m ＝ 1800cm　毎秒ウサギは 200 － 20 ＝ 180cm、差を詰めます。そして、1800 ÷ 180 ＝ 10秒後に追いつきます。

149

141 日目

学習日　　月　　日

指先を使うことは、
脳に非常にいいこと

目標： 6分
【かかった時間】
　　分　　秒

足し算 ヨコ式計算

① 85 ＋ 96 ＝

② 21 ＋ 69 ＝

③ 41 ＋ 21 ＝

④ 93 ＋ 65 ＝

⑤ 28 ＋ 35 ＝

⑥ 59 ＋ 30 ＝

⑦ 57 ＋ 58 ＝

⑧ 28 ＋ 65 ＝

⑨ 35 ＋ 41 ＝

⑩ 97 ＋ 82 ＝

⑪ 54 ＋ 29 ＝

⑫ 71 ＋ 35 ＝

⑬ 89 ＋ 87 ＝

⑭ 81 ＋ 56 ＝

⑮ 22 ＋ 66 ＝

⑯ 21 ＋ 58 ＝

⑰ 79 ＋ 71 ＝

⑱ 70 ＋ 57 ＝

⑲ 82 ＋ 79 ＝

⑳ 87 ＋ 67 ＝

㉑ 85 ＋ 30 ＝

㉒ 50 ＋ 79 ＝

㉓ 60 ＋ 21 ＝

㉔ 31 ＋ 82 ＝

139 日目 [答え]

①タルト 240円×4 ＝ 960円　サンドウィッチ 230円×3 ＝ 690円　クロワッサン 160円×6 ＝ 960円　食パン 310円×5 ＝ 1550円　メロンパン 110円×7 ＝ 770円　②1000円－（タルト 240円×2 ＝ 480円）－（メロンパン 110円）＝ 410円　③3つ買って1つもらえるので、さらに3つ買えばまた1つもらえる。合計6つ買えば8つが揃う。食パン 310円×6 ＝ 1860円

単純作業で手が動きを覚えると、
脳に刺激はない

加減算 ・虫食い算・

① □ ＋８５＝１５４

② □ ＋６５＝１０５

③ □ ＋８９＝１４８

④ □ ＋９１＝１６７

⑤ □ ＋５７＝１１８

⑥ □ ＋６５＝１５６

⑦ □ ＋７１＝１５６

⑧ □ ＋９９＝１３２

⑨ □ ＋５６＝１１３

⑩ □ ＋４２＝１１９

⑪ ８３＋ □ ＝１７０

⑫ ５６＋ □ ＝１４１

⑬ ９１＋ □ ＝１３７

⑭ ８０＋ □ ＝１２５

⑮ ９０＋ □ ＝１１３

⑯ ６５＋ □ ＝１３５

⑰ ４４＋ □ ＝１４１

⑱ ５４＋ □ ＝１４６

⑲ ６６＋ □ ＝１０９

⑳ １８＋ □ ＝１１４

140 日目 ［答え］

①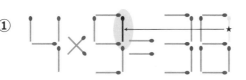

②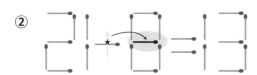

③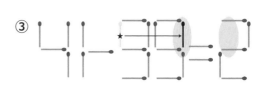

字を書くことや折り紙は、
良い脳トレです

足し算 ヨコ式計算

目標：6分
【かかった時間】
分　　秒

① 43 + 70 =

② 33 + 23 =

③ 30 + 72 =

④ 27 + 86 =

⑤ 70 + 46 =

⑥ 26 + 42 =

⑦ 87 + 89 =

⑧ 98 + 59 =

⑨ 95 + 51 =

⑩ 60 + 95 =

⑪ 67 + 11 =

⑫ 19 + 88 =

⑬ 19 + 95 =

⑭ 47 + 23 =

⑮ 25 + 71 =

⑯ 29 + 57 =

⑰ 52 + 50 =

⑱ 23 + 47 =

⑲ 81 + 66 =

⑳ 44 + 87 =

㉑ 37 + 67 =

㉒ 81 + 47 =

㉓ 51 + 96 =

㉔ 66 + 14 =

141 日目
［答え］

① 181 ② 90 ③ 62 ④ 158 ⑤ 63 ⑥ 89 ⑦ 115 ⑧ 93 ⑨ 76 ⑩ 179 ⑪ 83 ⑫ 106 ⑬ 176
⑭ 137 ⑮ 88 ⑯ 79 ⑰ 150 ⑱ 127 ⑲ 161 ⑳ 154 ㉑ 115 ㉒ 129 ㉓ 81 ㉔ 113

計・算・パ・ズ・ル
サイコロの底の目

サイコロの目は、表と裏の数字を足すと「7」になります。見えている上＝天面の数を手掛かりにして、下＝底の数を↓の □ に書きましょう。その数字を使って計算をしてください。

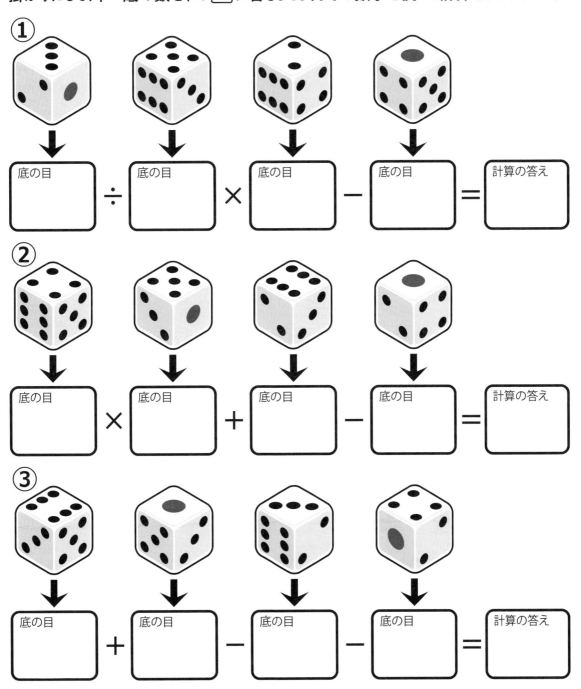

① 底の目 ÷ 底の目 × 底の目 − 底の目 = 計算の答え

② 底の目 × 底の目 + 底の目 − 底の目 = 計算の答え

③ 底の目 + 底の目 − 底の目 − 底の目 = 計算の答え

① 69 ② 40 ③ 59 ④ 76 ⑤ 61 ⑥ 91 ⑦ 85 ⑧ 33 ⑨ 57 ⑩ 77 ⑪ 87 ⑫ 85 ⑬ 46 ⑭ 45 ⑮ 23 ⑯ 70 ⑰ 97 ⑱ 92 ⑲ 43 ⑳ 96

寝る前にその日にあったことを
振り返ってみましょう

引き算 ヨコ式計算

① $967 - 35 =$ ⬜

② $955 - 82 =$ ⬜

③ $963 - 87 =$ ⬜

④ $783 - 11 =$ ⬜

⑤ $562 - 11 =$ ⬜

⑥ $392 - 37 =$ ⬜

⑦ $807 - 95 =$ ⬜

⑧ $940 - 29 =$ ⬜

⑨ $912 - 34 =$ ⬜

⑩ $436 - 28 =$ ⬜

⑪ $319 - 71 =$ ⬜

⑫ $850 - 90 =$ ⬜

⑬ $112 - 70 =$ ⬜

⑭ $568 - 85 =$ ⬜

⑮ $846 - 84 =$ ⬜

⑯ $230 - 78 =$ ⬜

⑰ $649 - 36 =$ ⬜

⑱ $171 - 71 =$ ⬜

⑲ $743 - 35 =$ ⬜

⑳ $934 - 67 =$ ⬜

㉑ $928 - 96 =$ ⬜

㉒ $906 - 17 =$ ⬜

㉓ $923 - 28 =$ ⬜

㉔ $282 - 80 =$ ⬜

143日目
[答え]

① 113 ② 56 ③ 102 ④ 113 ⑤ 116 ⑥ 68 ⑦ 176 ⑧ 157 ⑨ 146 ⑩ 155 ⑪ 78 ⑫ 107
⑬ 114 ⑭ 70 ⑮ 96 ⑯ 86 ⑰ 102 ⑱ 70 ⑲ 147 ⑳ 131 ㉑ 104 ㉒ 128 ㉓ 147 ㉔ 80

頭の整理は、大切なことを
しっかり記憶する手助けに

加減算 ・虫食い算・

目標：　6分
【かかった時間】
　　　分　　　秒

① □ − 2 4 = 5 8

② □ − 3 7 = 3 1

③ □ − 5 4 = 2 4

④ □ − 1 1 = 4 3

⑤ □ − 7 2 = 2 5

⑥ □ − 2 4 = 2 7

⑦ □ − 5 9 = 3 9

⑧ □ − 3 9 = 5 2

⑨ □ − 4 3 = 4 7

⑩ □ − 3 2 = 1 2

⑪ □ − 2 4 = 7 1

⑫ □ − 4 2 = 2 1

⑬ 8 1 − □ = 1 0

⑭ 7 9 − □ = 5 5

⑮ 9 5 − □ = 5 1

⑯ 6 1 − □ = 4 5

⑰ 6 1 − □ = 1 5

⑱ 2 8 − □ = 1 7

⑲ 8 2 − □ = 2 3

⑳ 5 4 − □ = 3 8

㉑ 8 4 − □ = 4 7

㉒ 8 4 − □ = 6 4

㉓ 2 4 − □ = 1 3

㉔ 7 9 − □ = 4 4

144日目
［答え］

① 4 ÷ 2 × 5 − 6 = 4　② 3 × 2 + 1 − 6 = 1　③ 1 + 6 − 4 − 3 = 0

147日目

学習日　月　日

就寝前はテレビやスマホなど
ブルーライトを避ける

引き算 ヨコ式計算

目標：6分
【かかった時間】
分　秒

① $777 - 55 =$

② $598 - 17 =$

③ $670 - 35 =$

④ $929 - 17 =$

⑤ $982 - 83 =$

⑥ $947 - 12 =$

⑦ $989 - 38 =$

⑧ $457 - 82 =$

⑨ $304 - 82 =$

⑩ $242 - 80 =$

⑪ $346 - 96 =$

⑫ $130 - 86 =$

⑬ $463 - 87 =$

⑭ $930 - 24 =$

⑮ $279 - 39 =$

⑯ $341 - 29 =$

⑰ $804 - 52 =$

⑱ $240 - 36 =$

⑲ $814 - 82 =$

⑳ $769 - 18 =$

㉑ $238 - 76 =$

㉒ $118 - 44 =$

㉓ $165 - 42 =$

㉔ $275 - 46 =$

145日目
[答え]
① 932 ② 873 ③ 876 ④ 772 ⑤ 551 ⑥ 355 ⑦ 712 ⑧ 911 ⑨ 878 ⑩ 408 ⑪ 248 ⑫ 760
⑬ 42 ⑭ 483 ⑮ 762 ⑯ 152 ⑰ 613 ⑱ 100 ⑲ 708 ⑳ 867 ㉑ 832 ㉒ 889 ㉓ 895 ㉔ 202

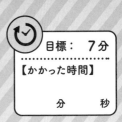

計・算・パ・ズ・ル
計算のしりとり

目標： 7分
【かかった時間】
分　　秒

しりとりの要領で、➡ の後の数字が、前の計算の答えになるようにして、マスを埋めてください。

① 2 × □ ➡ 6 × □ ➡ 54 ÷ □ ➡ 2 + □ ➡ 21 （ゴール）

② 74 ÷ □ ➡ 37 + □ ➡ 44 × □ ➡ 88 ÷ □ ➡ 8 （ゴール）

③ 25 + □ ➡ 30 × □ ➡ 90 ÷ □ ➡ 6 + □ ➡ 9 （ゴール）

④ 9 × □ ➡ 27 ÷ □ ➡ 3 + □ ➡ 11 × □ ➡ 33 （ゴール）

⑤ 19 × □ ➡ 57 − □ ➡ 54 + □ ➡ 56 ÷ □ ➡ 8 （ゴール）

⑥ 33 ÷ □ ➡ 11 × □ ➡ 44 + □ ➡ 47 − □ ➡ 22 （ゴール）

散歩では、街並みを観察しながら
歩きましょう

学習日　　月　　日

足し算　筆算

① 3262
＋8066

② 9707
＋8479

③ 4436
＋7512

④ 5198
＋2972

⑤ 6763
＋2319

⑥ 5037
＋4181

⑦ 8052
＋9775

⑧ 1771
＋1990

⑨ 9242
＋6383

⑩ 8198
＋5284

⑪ 7913
＋7097

⑫ 4717
＋7873

① 722 ② 581 ③ 635 ④ 912 ⑤ 899 ⑥ 935 ⑦ 951 ⑧ 375 ⑨ 222 ⑩ 162 ⑪ 250 ⑫ 44
⑬ 376 ⑭ 906 ⑮ 240 ⑯ 312 ⑰ 752 ⑱ 204 ⑲ 732 ⑳ 751 ㉑ 162 ㉒ 74 ㉓ 123 ㉔ 229

150日目

学習日　　月　　日

150日達成。
ゴールが徐々に見えてきました

加減算 ・虫食い算

目標：　6分

【かかった時間】

分　　秒

①
$$\begin{array}{r} 8\ \square \\ +\ \square\ 7 \\ \hline 1\ 2\ 7 \end{array}$$

②
$$\begin{array}{r} 9\ \square \\ +\ \square\ 1 \\ \hline 1\ 3\ 4 \end{array}$$

③
$$\begin{array}{r} 7\ \square \\ +\ \square\ 2 \\ \hline 1\ 1\ 1 \end{array}$$

④
$$\begin{array}{r} \square\ 2 \\ +\ 3\ \square \\ \hline 1\ 0\ 9 \end{array}$$

⑤
$$\begin{array}{r} \square\ 2 \\ +\ 9\ \square \\ \hline 1\ 4\ 0 \end{array}$$

⑥
$$\begin{array}{r} 1\ \square\ 1 \\ -\ 5\ \square \\ \hline 1\ 2\ 7 \end{array}$$

⑦
$$\begin{array}{r} 1\ \square\ 7 \\ -\ 9\ \square \\ \hline 7\ 7 \end{array}$$

⑧
$$\begin{array}{r} 1\ 5\ \square \\ -\ \square\ 1 \\ \hline 1\ 3\ 1 \end{array}$$

⑨
$$\begin{array}{r} 1\ 8\ \square \\ -\ \square\ 6 \\ \hline 1\ 2\ 7 \end{array}$$

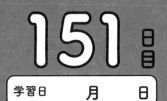

旅から帰宅、地図を見て
コースと行動を思い出す

引き算　筆算

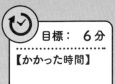

目標：6分
【かかった時間】
分　　秒

① 6220
－2608

② 6792
－2034

③ 6598
－2567

④ 5186
－1025

⑤ 4590
－2697

⑥ 5892
－2067

⑦ 9816
－7264

⑧ 9883
－8064

⑨ 5793
－3540

⑩ 7567
－6427

⑪ 6480
－1567

⑫ 6548
－2648

149
[答え]

① 11328 ② 18186 ③ 11948 ④ 8170 ⑤ 9082 ⑥ 9218 ⑦ 17827 ⑧ 3761 ⑨ 15625
⑩ 13482 ⑪ 15010 ⑫ 12590

計算パズル
10のピッタリ足し算

目標：7分
【かかった時間】
　　分　　秒

☐ に並ぶ数は、タテの行、ヨコの列の5つの数字を足した「和」です。この条件を満たすように、1～9を書き込みましょう。1～9の数字は、何回使ってもかまいません。

5	8			7	**28**
9	1			4	**23**
	2	1			**15**
9		1		6	**31**
	5	7			**24**
35	**24**	**13**	**27**	**22**	

150日目
［答え］

① 　　8 [0]
　＋　[4] 7
　　1 2 7

② 　　9 3
　＋　[4] 1
　　1 3 4

③ 　　7 [9]
　＋　[3] 2
　　1 1 1

④ 　　[7] 2
　＋　3 [7]
　　1 0 9

⑤ 　　[4] 2
　＋　9 [8]
　　1 4 0

⑥ 　1 [8] 1
　－　　5 [4]
　　1 2 7

⑦ 　1 [6] 7
　－　　9 0
　　　7 7

⑧ 　1 5 [2]
　－　　[2] 1
　　1 3 1

⑨ 　1 8 [3]
　－　　[5] 6
　　1 2 7

161

考え過ぎることは、
脳にストレスを与えます

掛け算 ヨコ式計算

① 41 × 8 =

② 96 × 3 =

③ 21 × 2 =

④ 26 × 9 =

⑤ 79 × 2 =

⑥ 88 × 2 =

⑦ 88 × 4 =

⑧ 81 × 2 =

⑨ 27 × 7 =

⑩ 81 × 4 =

⑪ 96 × 8 =

⑫ 77 × 8 =

⑬ 35 × 2 =

⑭ 56 × 2 =

⑮ 19 × 2 =

⑯ 58 × 8 =

⑰ 80 × 4 =

⑱ 71 × 8 =

⑲ 52 × 2 =

⑳ 47 × 9 =

㉑ 53 × 9 =

㉒ 67 × 3 =

㉓ 21 × 5 =

㉔ 65 × 9 =

151 日目 [答え]

① 3612 ② 4758 ③ 4031 ④ 4161 ⑤ 1893 ⑥ 3825 ⑦ 2552 ⑧ 1819 ⑨ 2253 ⑩ 1140
⑪ 4913 ⑫ 3900

几帳面な人ほど認知症になりやすい
という報告もある

四則混合計算

※割り算が先、足し算、引き算はその後で行います。

① $9 - 54 \div 6 =$

② $5 + 49 \div 7 =$

③ $72 \div 9 + 2 =$

④ $2 + 42 \div 6 =$

⑤ $8 - 56 \div 8 =$

⑥ $9 - 81 \div 9 =$

⑦ $24 \div 8 - 3 =$

⑧ $63 \div 9 - 5 =$

⑨ $9 - 40 \div 8 =$

⑩ $6 - 36 \div 6 =$

⑪ $18 \div 6 + 5 =$

⑫ $10 \div 2 - 3 =$

⑬ $6 + 12 \div 6 =$

⑭ $18 \div 9 - 1 =$

⑮ $24 \div 3 - 5 =$

⑯ $45 \div 9 + 6 =$

⑰ $2 + 18 \div 3 =$

⑱ $24 \div 4 + 1 =$

⑲ $56 \div 7 - 3 =$

⑳ $64 \div 8 + 9 =$

152日目
〔答え〕

5	8	3	5	7	28
9	1	1	8	4	23
4	2	1	4	4	15
9	8	1	7	6	31
8	5	7	3	1	24
35	24	13	27	22	

155 日目

学習日　　月　　日

「忘れても、まぁいいか」と
楽観的な気持ちを忘れずに！

掛け算　筆算

目標：6分
【かかった時間】
　　　　分　　　秒

① 491
  × 60

② 455
  × 82

③ 217
  × 42

④ 236
  × 53

⑤ 625
  × 63

⑥ 995
  × 80

⑦ 345
  × 15

⑧ 580
  × 42

⑨ 941
  × 74

153 日目 [答え]

① 328 ② 288 ③ 42 ④ 234 ⑤ 158 ⑥ 176 ⑦ 352 ⑧ 162 ⑨ 189 ⑩ 324 ⑪ 768 ⑫ 616
⑬ 70 ⑭ 112 ⑮ 38 ⑯ 464 ⑰ 320 ⑱ 568 ⑲ 104 ⑳ 423 ㉑ 477 ㉒ 201 ㉓ 105 ㉔ 585

164

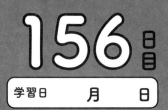

156 日目

学習日　　月　　日

計算パズル
計算あみだくじ

目標：　7分

【かかった時間】

　　分　　秒

上の数字からスタートして、あみだくじの要領で進んでください。途中、枠にぶつかったら、その指示に従って計算をしてください。下に到着したら、計算の答えを書きましょう。

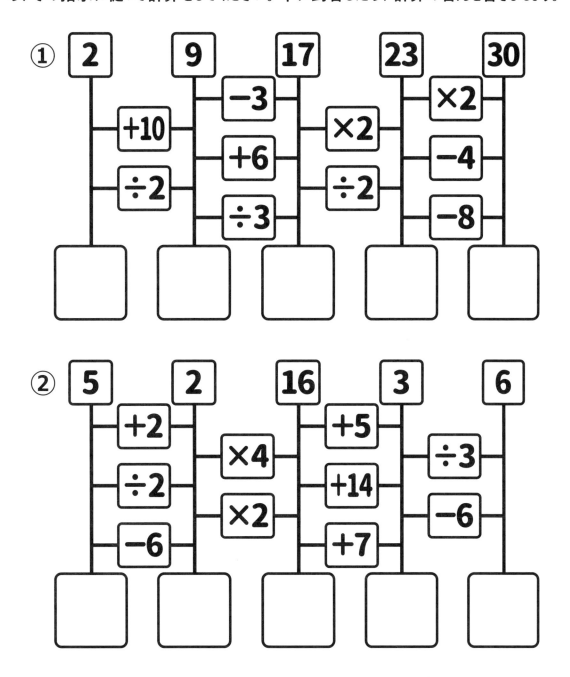

157 日目

学習日　　月　　日

割り算 ヨコ式計算

目標： 6分

【かかった時間】

分　　秒

神経質にならず、
前向きに考えるクセを付けましょう

① $732 \div 2 =$

② $800 \div 4 =$

③ $834 \div 3 =$

④ $200 \div 5 =$

⑤ $120 \div 4 =$

⑥ $382 \div 2 =$

⑦ $999 \div 9 =$

⑧ $432 \div 6 =$

⑨ $177 \div 3 =$

⑩ $201 \div 3 =$

⑪ $112 \div 7 =$

⑫ $148 \div 4 =$

⑬ $274 \div 2 =$

⑭ $615 \div 3 =$

⑮ $150 \div 3 =$

⑯ $430 \div 5 =$

⑰ $741 \div 3 =$

⑱ $184 \div 2 =$

⑲ $486 \div 9 =$

⑳ $630 \div 3 =$

㉑ $450 \div 6 =$

㉒ $849 \div 3 =$

㉓ $865 \div 5 =$

㉔ $872 \div 8 =$

経済的なストレスは、
脳に悪影響を生じさせます

目標：　6分
【かかった時間】
　　分　　秒

文章問題

① 浴槽に 36L の湯を溜めました。二人が入浴して 13L 減りました。その後、洗濯に湯を使って 11L 減りました。湯は何 L、残っているのでしょうか？

答え

② こはるちゃんは 8 歳です。あおいくんはこはるちゃんより 3 歳上、お父さんはこはるちゃんの 4 倍の年齢、お母さんはお父さんより 2 歳若い。4 人の歳の総合計はいくつでしょうか？

答え

③ 動物園の入場料金は大人 600 円です。子供は半額。60 歳以上は 2 割引きです。40 歳の夫婦、子供 3 人、75 歳の女性 1 人の入場料金の総額はいくらでしょうか？

答え

④ 皿 3 枚、コップ 4 個の重さの合計は 2280g です。皿 1 枚の重さは 400g です。コップ 1 個の重さは、何 g でしょうか？

答え

156日目
［答え］

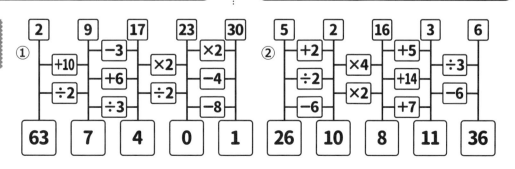

必要な出費を見極めて、
浪費を削減しましょう

お買い物計算

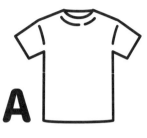

A　Tシャツ＝¥880

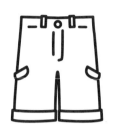

パンツ
A÷2＋1250円

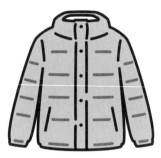

ジャケット
（A＋1120円）×6

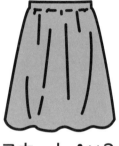

スカート **A**×3

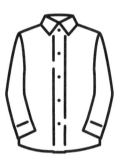

ワイシャツ
A＋740円

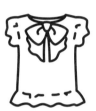

ブラウス **A**×4－600円

① A＝Tシャツ＝¥880です。それぞれの価格はいくらでしょうか？

パンツの金額	ジャケットの金額	スカートの金額	ワイシャツの金額	ブラウスの金額

② Tシャツ3枚、パンツ2枚の合計金額はいくらでしょうか？

合計金額

③ジャケットとワイシャツ2枚の合計金額はいくらでしょうか？

合計金額

① 366 ② 200 ③ 278 ④ 40 ⑤ 30 ⑥ 191 ⑦ 111 ⑧ 72 ⑨ 59 ⑩ 67 ⑪ 16 ⑫ 37 ⑬ 137
⑭ 205 ⑮ 50 ⑯ 86 ⑰ 247 ⑱ 92 ⑲ 54 ⑳ 210 ㉑ 75 ㉒ 283 ㉓ 173 ㉔ 109

160日目

学習日　　月　　日

計算パズル
魔法陣

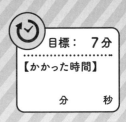

目標：7分

【かかった時間】

分　　秒

マスに、1～16の数字を1つずつ書き込んでください。そのとき、タテ、ヨコ、対角線、それぞれに並んでいる4つの数字を足した合計=和が、どこも「34」になるようにしてください。

①

11	14	3		34
				34
10	7			34
		13		34
34	34	34	34	34

②

	5	8		34
			14	34
1	16	13		34
				34
34	34	34	34	34

158日目
〔答え〕

① 36 － 13 － 11 ＝ 12L　②こはる・8歳　あおい・8＋3＝11歳　お父さん・8×4＝32歳　お母さん・32－2＝30歳　8＋11＋32＋30＝81歳　③ 600円の2割は120円　（600×2＝1200）＋（600÷2×3＝900）＋（600×0.8＝480）＝2580円 ④ 2280－（400×3＝1200）＝1080　1080÷4＝270＝270グラム

169

脳トレには、慣れた作業より
「ちょっと大変」が良い

足し算 ヨコ式計算

目標： 6分

【かかった時間】

分　　秒

① 2 1 ＋ 4 7 ＝

② 4 0 ＋ 2 7 ＝

③ 4 2 ＋ 7 3 ＝

④ 1 3 ＋ 7 1 ＝

⑤ 1 9 ＋ 9 7 ＝

⑥ 1 8 ＋ 5 1 ＝

⑦ 3 0 ＋ 4 4 ＝

⑧ 6 7 ＋ 9 5 ＝

⑨ 8 9 ＋ 1 9 ＝

⑩ 8 7 ＋ 5 2 ＝

⑪ 9 1 ＋ 9 0 ＝

⑫ 8 4 ＋ 6 0 ＝

⑬ 2 9 ＋ 3 0 ＝

⑭ 1 3 ＋ 9 4 ＝

⑮ 1 5 ＋ 1 7 ＝

⑯ 6 5 ＋ 2 2 ＝

⑰ 3 8 ＋ 8 8 ＝

⑱ 8 8 ＋ 4 9 ＝

⑲ 7 8 ＋ 5 3 ＝

⑳ 2 9 ＋ 5 8 ＝

㉑ 6 4 ＋ 4 1 ＝

㉒ 2 9 ＋ 3 6 ＝

㉓ 8 1 ＋ 1 2 ＝

㉔ 6 9 ＋ 5 2 ＝

159 日目
［答え］

① A ＝ T シャツ＝ 880 円　パンツ 880 ÷ 2 ＋ 1250 ＝ 1690 円　ジャケット (880 ＋ 1120) × 6 ＝ 12000 円　スカート 880 × 3 ＝ 2640 円　ワイシャツ 880 ＋ 740 ＝ 1620 円　ブラウス 880 × 4 － 600 ＝ 2920 円　② (T シャツ＝ 880 円× 3 ＝ 2640 円) ＋ (パンツ 1690 円× 2 ＝ 3380 円) ＝ 6020 円　③ (ジャケット＝ 12000 円) ＋ (ワイシャツ 1620 円× 2 ＝ 3240 円) ＝ 15240 円

利き手と反対の手で字を書くことも、刺激があります

加減算・虫食い算

① $\boxed{} + 76 = 107$

② $\boxed{} + 72 = 139$

③ $\boxed{} + 83 = 114$

④ $\boxed{} + 77 = 153$

⑤ $\boxed{} + 29 = 117$

⑥ $\boxed{} + 39 = 102$

⑦ $\boxed{} + 83 = 102$

⑧ $\boxed{} + 75 = 170$

⑨ $\boxed{} + 80 = 112$

⑩ $\boxed{} + 97 = 187$

⑪ $42 + \boxed{} = 100$

⑫ $79 + \boxed{} = 141$

⑬ $84 + \boxed{} = 105$

⑭ $83 + \boxed{} = 163$

⑮ $87 + \boxed{} = 153$

⑯ $56 + \boxed{} = 102$

⑰ $75 + \boxed{} = 154$

⑱ $34 + \boxed{} = 126$

⑲ $77 + \boxed{} = 108$

⑳ $73 + \boxed{} = 163$

160 日目 [答え]

①

11	14	3	6	34
8	9	16	1	34
10	7	2	15	34
5	4	13	12	34
34	34	34	34	34

②

12	5	8	9	34
15	2	3	14	34
1	16	13	4	34
6	11	10	7	34
34	34	34	34	34

学習日　　月　　日

字幕の映画を観ることは、
脳トレになります

足し算 ヨコ式計算

目標：6分
【かかった時間】
分　　秒

① 77 + 72 = ☐

② 73 + 20 = ☐

③ 15 + 69 = ☐

④ 63 + 64 = ☐

⑤ 12 + 22 = ☐

⑥ 32 + 92 = ☐

⑦ 70 + 52 = ☐

⑧ 97 + 53 = ☐

⑨ 44 + 72 = ☐

⑩ 58 + 47 = ☐

⑪ 27 + 33 = ☐

⑫ 31 + 62 = ☐

⑬ 51 + 99 = ☐

⑭ 56 + 76 = ☐

⑮ 26 + 53 = ☐

⑯ 81 + 65 = ☐

⑰ 78 + 47 = ☐

⑱ 33 + 87 = ☐

⑲ 62 + 75 = ☐

⑳ 85 + 85 = ☐

㉑ 31 + 84 = ☐

㉒ 90 + 30 = ☐

㉓ 67 + 20 = ☐

㉔ 15 + 83 = ☐

161 日目
[答え]

① 68 ② 67 ③ 115 ④ 84 ⑤ 116 ⑥ 69 ⑦ 74 ⑧ 162 ⑨ 108 ⑩ 139 ⑪ 181 ⑫ 144 ⑬ 59
⑭ 107 ⑮ 32 ⑯ 87 ⑰ 126 ⑱ 137 ⑲ 131 ⑳ 87 ㉑ 105 ㉒ 65 ㉓ 93 ㉔ 121

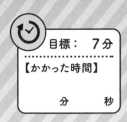
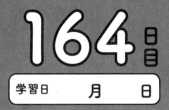

計算パズル
コレって何時？

最初に時計の時間を読んで、文で問われている時刻を答えましょう。1時、2時、3時……11時、12時と数え、12時の次は1時とします。

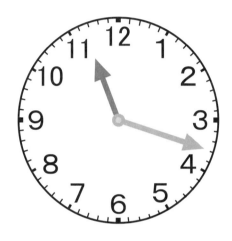

①時計の時刻は？

　　　　時　　　　　　分

②45分後の時刻は？

　　　　時　　　　　　分

③1時間40分前の時刻は？

　　　　時　　　　　　分

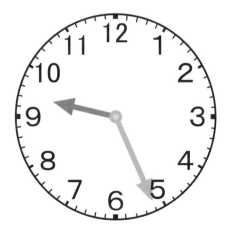

④時計の時刻は？

　　　　時　　　　　　分

⑤100分前の時刻は？

　　　　時　　　　　　分

⑥1時間40分後の時刻は？

　　　　時　　　　　　分

作品作りには、手先を使うだけでない
効果があります

引き算　ヨコ式計算

目標：6分

【かかった時間】

分　　秒

① 439−86 =

② 653−76 =

③ 670−82 =

④ 598−39 =

⑤ 744−31 =

⑥ 792−77 =

⑦ 198−99 =

⑧ 788−61 =

⑨ 456−19 =

⑩ 340−35 =

⑪ 271−81 =

⑫ 478−91 =

⑬ 215−21 =

⑭ 395−34 =

⑮ 926−43 =

⑯ 910−64 =

⑰ 154−30 =

⑱ 111−45 =

⑲ 531−50 =

⑳ 442−24 =

㉑ 278−29 =

㉒ 320−58 =

㉓ 197−95 =

㉔ 305−94 =

163日目
[答え]

① 149 ② 93 ③ 84 ④ 127 ⑤ 34 ⑥ 124 ⑦ 122 ⑧ 150 ⑨ 116 ⑩ 105 ⑪ 60 ⑫ 93
⑬ 150 ⑭ 132 ⑮ 79 ⑯ 146 ⑰ 125 ⑱ 120 ⑲ 137 ⑳ 170 ㉑ 115 ㉒ 120 ㉓ 87 ㉔ 98

作品のアイデアや仕上がりの想像で
脳が活性化する

加減算・虫食い算

① □ − 27 = 34

② □ − 44 = 12

③ □ − 28 = 53

④ □ − 34 = 47

⑤ □ − 63 = 31

⑥ □ − 26 = 15

⑦ □ − 45 = 33

⑧ □ − 22 = 75

⑨ □ − 15 = 61

⑩ □ − 12 = 33

⑪ □ − 28 = 60

⑫ □ − 37 = 18

⑬ 89 − □ = 70

⑭ 71 − □ = 54

⑮ 96 − □ = 73

⑯ 42 − □ = 27

⑰ 79 − □ = 61

⑱ 94 − □ = 55

⑲ 87 − □ = 32

⑳ 36 − □ = 22

㉑ 95 − □ = 11

㉒ 81 − □ = 62

㉓ 35 − □ = 15

㉔ 59 − □ = 28

167日目

学習日　　月　　日

仲間と共同作業したりするのも
おすすめ

引き算　ヨコ式計算

目標：　6分

【かかった時間】

分　　秒

① 854−72 ＝ ☐

② 329−91 ＝ ☐

③ 338−54 ＝ ☐

④ 190−91 ＝ ☐

⑤ 686−13 ＝ ☐

⑥ 370−47 ＝ ☐

⑦ 582−52 ＝ ☐

⑧ 761−65 ＝ ☐

⑨ 866−67 ＝ ☐

⑩ 711−69 ＝ ☐

⑪ 339−12 ＝ ☐

⑫ 434−14 ＝ ☐

⑬ 246−69 ＝ ☐

⑭ 394−68 ＝ ☐

⑮ 861−33 ＝ ☐

⑯ 518−96 ＝ ☐

⑰ 623−29 ＝ ☐

⑱ 849−64 ＝ ☐

⑲ 273−13 ＝ ☐

⑳ 406−11 ＝ ☐

㉑ 408−14 ＝ ☐

㉒ 250−11 ＝ ☐

㉓ 267−75 ＝ ☐

㉔ 313−17 ＝ ☐

165日目
[答え]

① 353 ② 577 ③ 588 ④ 559 ⑤ 713 ⑥ 715 ⑦ 99 ⑧ 727 ⑨ 437 ⑩ 305 ⑪ 190 ⑫ 387
⑬ 194 ⑭ 361 ⑮ 883 ⑯ 846 ⑰ 124 ⑱ 66 ⑲ 481 ⑳ 418 ㉑ 249 ㉒ 262 ㉓ 102 ㉔ 211

計・算・パ・ズ・ル 計算ナンプレ

目標：　7分

【かかった時間】

分　秒

例 では、タテの行、ヨコの列に 1 ～ 6 の数字が 1 つずつ並んでいます。太い線で囲まれた図形の中にある小さな数字は、それぞれの図形の中の数字を足した「和＝合計」です。

和を手がかりにして、タテの行、ヨコの列に 1 ～ 6 の数字が 1 つずつ並ぶように配置してください。

例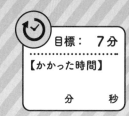

169 日目

学習日　　月　　日

足し算　筆算

長時間集中していると
「疲れたなぁ」と感じます

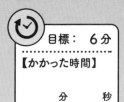

目標： 6分
【かかった時間】

　　分　　秒

① 8079
＋4211

② 8441
＋1543

③ 6089
＋6805

④ 5041
＋4491

⑤ 5970
＋1235

⑥ 7393
＋7859

⑦ 6957
＋3366

⑧ 2991
＋8782

⑨ 4116
＋5624

⑩ 7122
＋6575

⑪ 2244
＋5443

⑫ 4921
＋3639

167 日目
[答え]

① 782 ② 238 ③ 284 ④ 99 ⑤ 673 ⑥ 323 ⑦ 530 ⑧ 696 ⑨ 799 ⑩ 642 ⑪ 327 ⑫ 420
⑬ 177 ⑭ 326 ⑮ 828 ⑯ 422 ⑰ 594 ⑱ 785 ⑲ 260 ⑳ 395 ㉑ 394 ㉒ 239 ㉓ 192 ㉔ 296

178

脳が疲れると、集中力が続きません、
休憩しましょう

加減算・虫食い算

①
$$
\begin{array}{r}
4\ \square \\
+\ \square\ 2 \\
\hline
1\ 1\ 2
\end{array}
$$

②
$$
\begin{array}{r}
3\ \square \\
+\ \square\ 4 \\
\hline
1\ 2\ 1
\end{array}
$$

③
$$
\begin{array}{r}
5\ \square \\
+\ \square\ 1 \\
\hline
1\ 1\ 6
\end{array}
$$

④
$$
\begin{array}{r}
\square\ 3 \\
+\ 1\ \square \\
\hline
1\ 0\ 5
\end{array}
$$

⑤
$$
\begin{array}{r}
\square\ 6 \\
+\ 4\ \square \\
\hline
1\ 2\ 4
\end{array}
$$

⑥
$$
\begin{array}{r}
1\ \square\ 0 \\
-\ 2\ \square \\
\hline
1\ 0\ 4
\end{array}
$$

⑦
$$
\begin{array}{r}
1\ \square\ 7 \\
-\ 7\ \square \\
\hline
1\ 0\ 4
\end{array}
$$

⑧
$$
\begin{array}{r}
1\ 2\ \square \\
-\ \square\ 2 \\
\hline
6\ 6
\end{array}
$$

⑨
$$
\begin{array}{r}
1\ 7\ \square \\
-\ \square\ 5 \\
\hline
1\ 5\ 4
\end{array}
$$

168 日目
［答え］

8 1	2	19 6	4	5	10 3
5	8 3	4	10 6	2	1
10 4	5	10 3	2	8 1	6
6	5 1	2	6 5	3	4
5 3	4	5	1	10 6	7 2
2	10 6	1	3	4	5

171 日目

学習日　　月　　日

いよいよゴールへの
カウントダウン開始です

引き算　筆算

⏱ 目標：6分
【かかった時間】
　　　分　　秒

① 4752
－1557

② 8776
－5164

③ 8183
－1567

④ 8160
－1526

⑤ 8162
－1284

⑥ 7576
－1594

⑦ 8579
－4576

⑧ 3461
－1648

⑨ 8579
－7563

⑩ 5431
－4376

⑪ 9375
－4889

⑫ 8243
－1327

172 日目

学習日　　月　　日

計算パズル
ピッタリ掛け算1〜9

⏱ 目標：7分
【かかった時間】
　　分　　秒

□に並ぶ数は、タテの行、ヨコの列の3つの数字を掛けた「積」です。条件を満たすように、1〜9を書き込みましょう。1〜9の数字は、何回使ってもかまいません。

①

	1		6
	4		36
		2	24
12	12	36	×

②

		3	48
7			63
		3	6
14	48	27	×

③

		4	72
		2	10
		6	18
15	18	48	×

④

	3		6
	7		70
	3		9
2	63	30	×

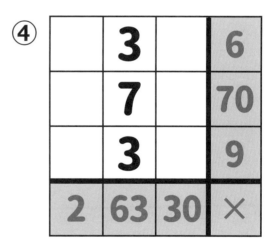

170 日目
〔答え〕

①
```
    4 0
+   7 2
-------
  1 1 2
```

②
```
    3 7
+   8 4
-------
  1 2 1
```

③
```
    5 5
+   6 1
-------
  1 1 6
```

④
```
    9 3
+   1 2
-------
  1 0 5
```

⑤
```
    7 6
+   4 8
-------
  1 2 4
```

⑥
```
  1 3 0
-   2 6
-------
  1 0 4
```

⑦
```
  1 7 7
-   7 3
-------
  1 0 4
```

⑧
```
  1 2 8
-   6 2
-------
    6 6
```

⑨
```
  1 7 9
-   2 5
-------
  1 5 4
```

脳トレは、短期間、集中的に
やればいいものではない

掛け算 ヨコ式計算

目標： 6分
【かかった時間】
　　分　　秒

① 64 × 3 =

② 34 × 2 =

③ 51 × 53 =

④ 39 × 26 =

⑤ 61 × 51 =

⑥ 62 × 68 =

⑦ 52 × 50 =

⑧ 44 × 32 =

⑨ 26 × 94 =

⑩ 20 × 22 =

⑪ 53 × 91 =

⑫ 96 × 65 =

⑬ 84 × 54 =

⑭ 94 × 28 =

⑮ 55 × 25 =

⑯ 85 × 20 =

⑰ 44 × 49 =

⑱ 70 × 77 =

⑲ 38 × 16 =

⑳ 78 × 58 =

㉑ 72 × 90 =

㉒ 12 × 29 =

㉓ 16 × 20 =

㉔ 35 × 38 =

計算ドリルで学んだ、
身に付けた能力を活用すること

四則混合計算

※掛け算が先、足し算、引き算はその後で行います。

① $11 + 13 \times 2 =$

② $99 - 12 \times 7 =$

③ $99 - 11 \times 9 =$

④ $4 \times 19 + 56 =$

⑤ $93 - 12 \times 7 =$

⑥ $6 \times 13 + 43 =$

⑦ $93 + 12 \times 5 =$

⑧ $6 \times 13 + 73 =$

⑨ $54 + 17 \times 3 =$

⑩ $10 \times 8 + 48 =$

⑪ $4 \times 12 + 20 =$

⑫ $71 + 7 \times 2 =$

⑬ $7 \times 8 + 37 =$

⑭ $4 \times 14 - 39 =$

⑮ $49 + 6 \times 6 =$

⑯ $10 \times 9 - 53 =$

⑰ $5 \times 16 + 44 =$

⑱ $79 - 13 \times 5 =$

⑲ $3 \times 9 + 16 =$

⑳ $3 \times 17 + 35 =$

172日目
［答え］

①

1	1	6	6
3	4	3	36
4	3	2	24
12	12	36	×

②

2	8	3	48
7	3	3	63
1	2	3	6
14	48	27	×

③

3	6	4	72
5	1	2	10
1	3	6	18
15	18	48	×

④

1	3	2	6
2	7	5	70
1	3	3	9
2	63	30	×

楽しく長続きする頭の使い方を、
あなたなりに実行

掛け算　筆算

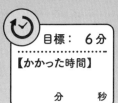

目標：　6分
【かかった時間】
分　秒

① 777
× 65

② 211
× 29

③ 745
× 27

④ 720
× 61

⑤ 584
× 72

⑥ 555
× 88

⑦ 575
× 73

⑧ 867
× 69

⑨ 201
× 38

計算パズル
10を作れ！

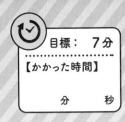

目標： 7分

【かかった時間】

　　　分　　　秒

例 と同じ要領で、マスに＋－×÷のいずれかを入れて、計算の答えを「10」にしてください。

例　$8 \div 4 + 9 - 1 = 10$

① $5 \square 7 \square 3 \square 1 = 10$

② $9 \square 7 \square 5 \square 3 = 10$

③ $1 \square 6 \square 4 \square 8 = 10$

④ $4 \square 5 \square 3 \div 6 = 10$

⑤ $8 \square 4 \times 3 \square 4 = 10$

⑥ $6 \times 7 \square 3 \square 4 = 10$

① 37 ② 15 ③ 0 ④ 132 ⑤ 9 ⑥ 121 ⑦ 153 ⑧ 151 ⑨ 105 ⑩ 128 ⑪ 68 ⑫ 85 ⑬ 93
⑭ 17 ⑮ 85 ⑯ 37 ⑰ 124 ⑱ 14 ⑲ 43 ⑳ 86

計算を避けずに学び、
より暮らしが便利になりました

割り算 ヨコ式計算

① $462 \div 7 =$ ☐

② $186 \div 6 =$ ☐

③ $568 \div 2 =$ ☐

④ $698 \div 2 =$ ☐

⑤ $864 \div 3 =$ ☐

⑥ $864 \div 9 =$ ☐

⑦ $172 \div 2 =$ ☐

⑧ $204 \div 3 =$ ☐

⑨ $312 \div 2 =$ ☐

⑩ $196 \div 7 =$ ☐

⑪ $261 \div 9 =$ ☐

⑫ $964 \div 2 =$ ☐

⑬ $567 \div 7 =$ ☐

⑭ $594 \div 6 =$ ☐

⑮ $783 \div 3 =$ ☐

⑯ $408 \div 3 =$ ☐

⑰ $254 \div 2 =$ ☐

⑱ $636 \div 2 =$ ☐

⑲ $837 \div 9 =$ ☐

⑳ $155 \div 5 =$ ☐

㉑ $924 \div 3 =$ ☐

㉒ $305 \div 5 =$ ☐

㉓ $900 \div 3 =$ ☐

㉔ $987 \div 7 =$ ☐

175日目
[答え]

① 50505 ② 6119 ③ 20115 ④ 43920 ⑤ 42048 ⑥ 48840 ⑦ 41975 ⑧ 59823 ⑨ 7638

本書での学習を終えても、暗算の機会を大切に

文章問題

目標： 6分

【かかった時間】

　　　分　　　秒

① 男の子と女の子が 20 個ずつのみかんを持っています。男の子が女の子にみかんをあげます。女の子のみかんの数が男の子の 4 倍になるのは、4 個、8 個、12 個のうちいくつをあげたときでしょうか？

答え

② ガソリン 1L は 152 円です。1L で 21km 走る自動車が 105km 先に行くときのガソリン代は、いくらでしょうか？

答え

③ 人口 15000 人の街で、1 日 1 人当たり 300g のゴミを減らしました。街全体では 1 日何 kg のゴミが減るのでしょうか？　1kg = 1000g です。

答え

④ 官製ハガキの厚さは 0.2mm です。何枚積み上げれば、富士山 3776m と同じ高さになるのでしょうか？　1mm ならば 5 枚、1cm ならば 50 枚が必要ですね。

答え

176
日目
［答え］

① $5 + 7 - 3 + 1 = 10$

② $9 - 7 + 5 + 3 = 10$

③ $1 × 6 - 4 + 8 = 10$

④ $4 × 5 × 3 ÷ 6 = 10$

⑤ $8 ÷ 4 × 3 + 4 = 10$

⑥ $6 × 7 ÷ 3 - 4 = 10$

いよいよゴール目前、
やり切りましたね

お買い物計算

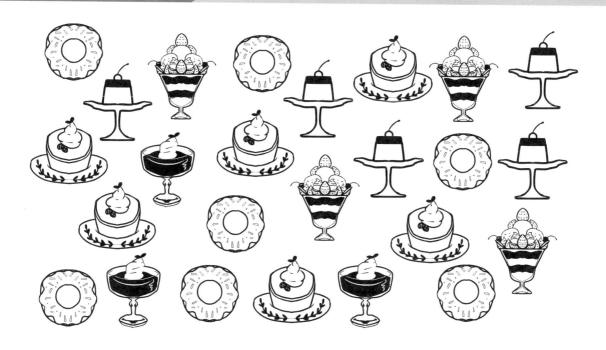

① スイーツの単価を元に、それぞれ絵にある個数での合計金額を書いてください。

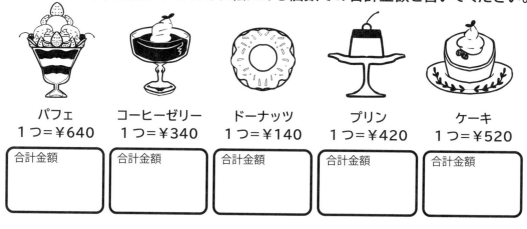

パフェ	コーヒーゼリー	ドーナッツ	プリン	ケーキ
1つ＝¥640	1つ＝¥340	1つ＝¥140	1つ＝¥420	1つ＝¥520
合計金額	合計金額	合計金額	合計金額	合計金額

② 全種類を1つずつ
買ったときの合計金額
はいくらでしょうか？

合計金額

③ ケーキ4つとドー
ナッツ6つの合計金額
はいくらでしょうか？

合計金額

① 66 ② 31 ③ 284 ④ 349 ⑤ 288 ⑥ 96 ⑦ 86 ⑧ 68 ⑨ 156 ⑩ 28 ⑪ 29 ⑫ 482 ⑬ 81
⑭ 99 ⑮ 261 ⑯ 136 ⑰ 127 ⑱ 318 ⑲ 93 ⑳ 31 ㉑ 308 ㉒ 61 ㉓ 300 ㉔ 141

計・算・パ・ズ・ル
計算スクランブル

目標： 7分

【かかった時間】

分　　秒

6つの計算＝四則演算がタテ・ヨコに交差しています。マスに1〜9を1回ずつ入れて、すべての計算を成り立たせてください。ただし、**例**と同じ要領で、＋−より×÷の計算を先に行うことが条件とします。

①

8	＋	3	＋		＝	18
＋		＋		×		
	＋		−		＝	2
＋		−		＋		
	÷		＋	9	＝	11

‖　　　　‖　　　　‖

13　　**7**　　**44**

例

＋−より ×÷ の計算が先

4	＋	6	÷	2	＝	7
×		×		＋		
9	×	3	＋	5	＝	32
−		＋		＋		
8	＋	7	＋	1	＝	16

‖　　‖　　‖

28　**25**　**8**

②

5	＋		＋		＝	18
×		÷		＋		
	＋		＋		＝	13
＋		＋		＋		
	＋	4	−	1	＝	12

‖　　　　‖　　　　‖

19　　**6**　　**16**

① 12個をあげると、男の子 20 − 12 ＝ 8個で女の子は 4倍の 20 ＋ 12 ＝ 32個。 ②（105 ÷ 21 ＝ 5）× 152 ＝ 760円　③ 1日の削減量 ＝ 300 × 15000 ＝ 4500000g。これを 1000 で割ると kg の単位に置き換えられます。4500000 ÷ 1000 ＝ 4500kg。これは 4.5t でもあります ④官製はがき 5000枚を積み上げると 1m になります。3776m に達するには、3776 × 5000 ＝ 18880000 ＝ 1888万枚。

計算ナンプレ 9 × 9

あなたは計算の達人です！

いよいよ本書の最終問題です。
トレーニングの成果を確認しつつ
パズルを楽しんで、締めくくってください

8	1	24 7		9	20 4	14		
16 3		18	16 6	2		9	12	
	9	6		6 1			7	10
14	8	4		8		29	9	2
17		10	18		17 5	7	8	12 1
			18	8	9	3	6 4	
11			7	7 3	14 6			5
15 8		14 5	9		12 2			16
	11	3	1	5	12	4		

190

例 では、タテの行、ヨコの列に1～9の数字が1つずつ並んでいます。太い線で囲まれた図形の中にある小さな数字は、それぞれの図形の中の数字を足した「和＝合計」です。

和を手掛かりにして、タテの行、ヨコの列に1～9の数字が1つずつ並ぶように配置してください。

例

2(20)	8	3(10)	6	1	4(13)	9	5(12)	7
9	1	6(13)	5(14)	7(12)	2	4(17)	3	8
4(9)	5	7	9	3	8(12)	2	1(17)	6
6(15)	9	4(11)	7	5(8)	3	1	8	2
8(16)	3	5	1	2	6(13)	7	9	4(9)
1(13)	7	2(19)	4	8	9(18)	3	6	5(13)
5	4(10)	8	2(18)	9	1	6	7	3(4)
3(10)	6	9	8	4	7(15)	5	2(20)	1
7	2(6)	1	3	6	5	8	4	9

191

卒業問題・計算ナンプレ 9×9 ／答え

2	1	7	8	9	4	6	5	3
3	5	8	6	2	7	9	1	4
4	9	6	5	1	3	2	7	8
6	8	4	3	7	1	5	9	2
9	3	2	4	6	5	7	8	1
5	7	1	2	8	9	3	4	6
1	4	9	7	3	6	8	2	5
8	6	5	9	4	2	1	3	7
7	2	3	1	5	8	4	6	9

5	1	7	8	6	4	3	9	2
3	8	2	1	5	9	7	4	6
4	6	9	2	7	3	8	5	1
1	5	3	7	4	6	9	2	8
7	4	8	5	9	2	6	1	3
9	2	6	3	1	8	4	7	5
2	3	5	9	8	7	1	6	4
6	9	1	4	3	5	2	8	7
8	7	4	6	2	1	5	3	9

監修

脳科学者

篠原 菊紀 Kikunori Shinohara

公立諏訪東京理科大学工学部情報応用工学科教授。医療介護・健康工学研究部門長。
専門は脳科学、応用健康科学。遊ぶ、運動する、学習するといった日常の場面における脳活動を調べている。ドーパミン神経系の特徴を利用し遊技機のもたらす快感を量的に計測したり、ギャンブル障害・ゲーム障害の実態調査や予防・ケア、脳トレーニング、AI（人工知能）研究など、ヒトの脳のメカニズムを探求する。

パズル制作

大原 英樹 Hideki Ohara

パズル作家。書籍編集プロデューサー、作家、絶景写真家。タウン情報誌や旅の本と並行して、児童書、絵本、折り紙や切り紙の手芸本、中高年向けの脳トレ本の執筆、編集を手掛ける。著書多数。
1964年11月13日 滋賀県大津市生まれ
1987年3月 京都精華大学 美術学部デザイン学科 卒業

イラスト
フクイサチヨ

編集
大原 まゆみ

デザイン
株式会社 東京100ミリバールスタジオ
山崎 まさる
大原 英樹

1日5分で脳がみるみる若返る！
大人の脳活計算ドリル180日

監修者	篠原菊紀
発行者	若松和紀
発行所	株式会社 西東社

〒113-0034　東京都文京区湯島2-3-13
https://www.seitosha.co.jp/
電話　03-5800-3120（代）
※本書に記載のない内容のご質問や著者等の連絡先につきましては、お答えできかねます。

ISBN 978-4-7916-3235-0